Saeed Noman

Novas tendências no tratamento do cancro da próstata

Saeed Noman

Novas tendências no tratamento do cancro da próstata

Multidisciplinaridade no tratamento do cancro da próstata

ScienciaScripts

Imprint
Any brand names and product names mentioned in this book are subject to trademark, brand or patent protection and are trademarks or registered trademarks of their respective holders. The use of brand names, product names, common names, trade names, product descriptions etc. even without a particular marking in this work is in no way to be construed to mean that such names may be regarded as unrestricted in respect of trademark and brand protection legislation and could thus be used by anyone.

Cover image: www.ingimage.com

This book is a translation from the original published under ISBN 978-3-659-82757-0.

Publisher:
Sciencia Scripts
is a trademark of
Dodo Books Indian Ocean Ltd. and OmniScriptum S.R.L publishing group

120 High Road, East Finchley, London, N2 9ED, United Kingdom
Str. Armeneasca 28/1, office 1, Chisinau MD-2012, Republic of Moldova, Europe
Printed at: see last page
ISBN: 978-620-8-35366-7

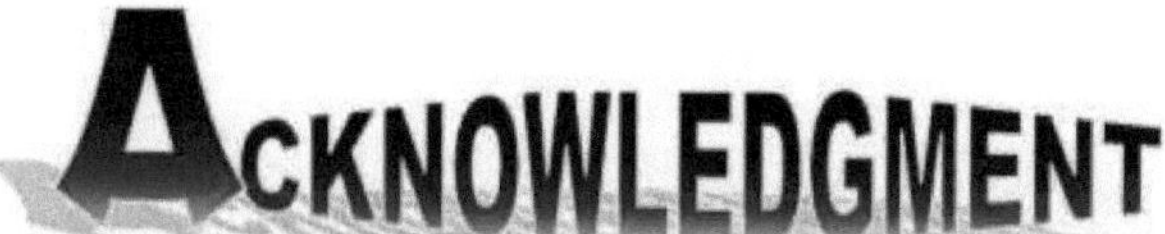

Antes de mais, agradeço a ALLAH por todas as suas bênçãos e dádivas.

Gostaria de expressar a minha profunda gratidão e o meu grande respeito à Prof.ª **Dr.ª Manal Moawad Abdel Wahab,** professora de Oncologia Clínica e Medicina Nuclear, pela sua ajuda ilimitada, orientação e conselhos valiosos para a realização deste ensaio. Expresso o meu profundo apreço pelo seu encorajamento ao longo deste trabalho.

Gostaria de agradecer ao **Dr. Hatem Mohammed Abdullah**, Professor Assistente de Oncologia Clínica e Medicina Nuclear, pelo seu fluxo interminável de conselhos, orientação apreciável e apoio contínuo ao longo deste trabalho.

Não há palavras para exprimir os meus agradecimentos ao **Dr. Mahmoud Mahmoud Abbass Ellithy,** professor de Oncologia Clínica e Medicina Nuclear, pela sua discussão esclarecedora, cooperação amável, orientação útil e esforço contínuo.

Finalmente. Gostaria de agradecer a todos os que me ajudaram durante este ensaio, especialmente à minha família e à minha mulher, pelo seu amor e carinho contínuos.

Conteúdo

Introdução

O cancro da próstata é a neoplasia maligna mais comum nos homens idosos **(Hricak et al., 2007*)***. A idade média de diagnóstico é de 68 anos e a incidência da doença aumenta acentuadamente com o aumento da idade (**Greene, 2003**).

A história natural é ainda relativamente desconhecida e muitos aspectos da progressão são mal compreendidos. A doença clinicamente localizada varia de tumores de baixo grau com um curso mais indolente a lesões de alto grau que progridem para doença metastática com relativa rapidez ***(Daniels et al., 2010).***

O exame rectal digital (EDR) e a avaliação do antigénio específico da próstata (PSA) são dois componentes necessários para um programa de rastreio moderno. A ultrassonografia transrectal (TRUS) tem sido associada a uma elevada taxa de falsos positivos, o que a torna inadequada como ferramenta de rastreio, embora seja muito útil para orientar biópsias da próstata (**Dan Theodorescu & Krupski, 2009**). Também são utilizados outros exames, especialmente exames imagiológicos, como a ecografia, a TAC, a RMN, a cintilografia óssea e a radiografia ***(Ocak et al., 2007).***

O cancro da próstata é mais tratável e curável se for diagnosticado na fase inicial da doença. O estadiamento é uma parte importante do desenvolvimento do melhor tratamento. A escolha de uma opção de tratamento envolve o doente, a sua família e um ou mais médicos. São necessários médicos oncologistas multidisciplinares especialistas em cancro da próstata, como um urologista, um oncologista de radiações e um oncologista médico ***(Schröder et al., 2009).*** O tratamento ideal do cancro da próstata que está clinicamente confinado à próstata continua a ser controverso. As opções de tratamento padrão para a doença localizada incluem a prostatectomia radical, a radioterapia e o *tratamento* de espera vigilante. *A prostatectomia radical foi a primeira terapia curativa para o cancro da próstata e tem sido realizada há mais de 100 anos. A vantagem decisiva da prostatectomia radical é a possibilidade de cura com danos colaterais mínimos* ***(Young, 2002).***

A radioterapia é altamente eficaz no tratamento do cancro da próstata. Os objectivos da radioterapia incluem a cura do cancro, o controlo do crescimento do cancro e o alívio dos sintomas do cancro. Existem dois tipos de radioterapia: a radioterapia externa e a radioterapia interna ***(Ocak et al., 2007).***

A radioterapia de feixe externo é uma das opções de tratamento para o cancro da próstata clinicamente localizado. O consenso do painel da NCCN foi que a RT e as séries cirúrgicas mostram uma sobrevivência livre de progressão semelhante em doentes de baixo risco tratados com prostatectomia radical ou RT *(Potters et al., 2004)*.

Nas últimas décadas, as técnicas de radioterapia evoluíram para permitir a administração segura de doses mais elevadas de radiação. Por exemplo, as técnicas de planeamento bidimensional padrão utilizadas até ao início dos anos 90 limitavam as doses totais a 67-70 Gy devido a toxicidades agudas e crónicas. A radioterapia conformacional tridimensional (3D-CRT) utiliza software informático para integrar imagens de TC da anatomia interna do doente na posição de tratamento, o que permite que o volume que recebe a dose elevada de radiação se adapte mais exatamente à forma da próstata *(Khoo, 2005)*.

O desenvolvimento subsequente de melhorias informáticas da técnica 3D permite que a intensidade do feixe seja modulada em cada um dos muitos "pixels" ou beamlets minúsculos dentro do alvo para garantir que a dose prescrita se restringe à área de interesse. Esta técnica é designada por RT modulada por intensidade (IMRT) *(Zelefsky et al., 2001)*.

A braquiterapia é uma técnica de radiação em que elementos radioactivos encapsulados são colocados no interior ou na proximidade do tumor ("brachos" é a palavra grega para "próximo"). Desde 2005, nos Estados Unidos, a braquiterapia é mais utilizada do que a prostatectomia radical para o tratamento local do cancro da próstata. A Europa parece destinada a seguir esta via nos próximos anos *(Naderl & Van Beek, 2008)*. A braquiterapia pode ser administrada numa dose baixa ou numa dose alta. É utilizada como monoterapia ou com outro tipo de tratamento. O tratamento de monoterapia está indicado em doentes com cancro de baixo risco, sendo recomendadas doses de 145 Gy para o iodo-125 e de 125 Gy para o paládio. No cancro de risco intermédio, é utilizada com EBRT (40-50Gy) com ADT neoadjuvante/concomitante/adjuvante ***(National Comprehensive Cancer Network guidelines. 2011)***.

A terapia hormonal é um tratamento contra o cancro que remove as hormonas ou bloqueia a sua ação e impede o crescimento das células cancerosas. Por vezes, é utilizada isoladamente, mas é mais frequentemente utilizada em combinação com outros tratamentos, como a radiação *(**Al-Mamgani et al 2009**)*. A terapia de privação de androgénios (ADT) é normalmente utilizada no tratamento do cancro da próstata. A ADT pode ser efectuada utilizando um agonista da LHRH (castração médica) ou orquiectomia bilateral (castração cirúrgica), que são igualmente eficazes. O bloqueio combinado de androgénios significa castração médica ou cirúrgica combinada com antiandrogénios *(National Comprehensive Cancer Network guidelines. 2011)*. Os doentes com níveis crescentes de PSA, apesar de outras manipulações hormonais, correm o risco de desenvolver cancro da próstata refratário às hormonas (HRPC). Nas últimas décadas, tem sido efectuada muita investigação sobre o HRPC e o seu tratamento. No entanto, só recentemente foi desenvolvido um regime de quimioterapia que prolonga significativamente a sobrevivência dos doentes com CRHP ***(Aus et al., 2005)***. A quimioterapia é um tratamento contra o cancro que utiliza medicamentos para travar o crescimento das células cancerígenas. O cancro da próstata metastático refratário às hormonas continua a ser uma doença incurável, mas a quimioterapia tem vindo a desempenhar um papel no prolongamento da sobrevivência dos doentes com parâmetros de qualidade de vida significativos e tem gerado otimismo quanto aos progressos tanto entre os clínicos como entre os doentes **(Andrew J et al., 2008).**

O desenvolvimento de fármacos para o cancro da próstata continua a melhorar à medida que se vai compreendendo melhor a biologia do cancro da próstata, o que permite uma melhor compreensão das complexas redes de sinalização extracelulares e intracelulares como alvos potenciais ***(Lee et al., 2002).***

Os novos tipos de tratamentos que estão a ser estudados em ensaios clínicos incluem a criocirurgia (crioterapia), a terapia biológica (imunoterapia). Ultra-sons focalizados de alta intensidade (HIFU) e terapia de radiação de feixe de protões ***(Kramer* et al., 2010*).***

Os bisfosfonatos são uma classe de fármacos com uma potente atividade inibidora da reabsorção óssea que têm vindo a ser cada vez mais úteis no tratamento e gestão de metástases ósseas dolorosas ***(Lee et al., 2002)***.

1.1 Objetivo do trabalho

O objetivo do trabalho é ilustrar as novas tendências no tratamento do cancro da próstata com vista a melhorar o resultado do tratamento.

Revisão da literatura

2.1 Anatomia

A glândula prostática é uma estrutura de forma ovoide composta por elementos fibrosos, glandulares e musculares. Devido à sua forma, a próstata e o reto curvam-se um para o outro como duas superfícies convexas (**Perez et al., 2010**).

A próstata é uma glândula fibromuscular que rodeia a uretra prostática desde a base da bexiga até à uretra membranosa, estando ela própria rodeada por uma cápsula de tecido conjuntivo fino mas resistente. Situa-se atrás do bordo inferior da sínfise púbica e do arco púbico e anteriormente à ampola rectal, através da qual pode ser palpada. Sendo um pouco piramidal, apresenta uma base ou aspeto vesical superiormente, um ápice inferiormente e superfícies posterior, anterior e duas inferolaterais ***(Mundy et al., 1999).***

Superiormente, a base é amplamente contígua ao colo da bexiga. A uretra entra na próstata perto do seu bordo anterior. O ápice é inferior, circundando a junção das partes prostática e membranosa da uretra posterior.

A superfície anterior situa-se no arco do púbis, separada deste por um plexo venoso (plexo de Santorini) e por tecido adiposo frouxo. Perto do seu limite superior, está ligada aos ossos púbicos pelos ligamentos puboprostáticos. A uretra emerge desta superfície antero-superior ao ápice da glândula. A parte anterior da próstata é relativamente deficiente em tecido glandular e é maioritariamente composta por tecido fibromuscular (Fig. **1**) ***(Coakley & Hricak 2000).***

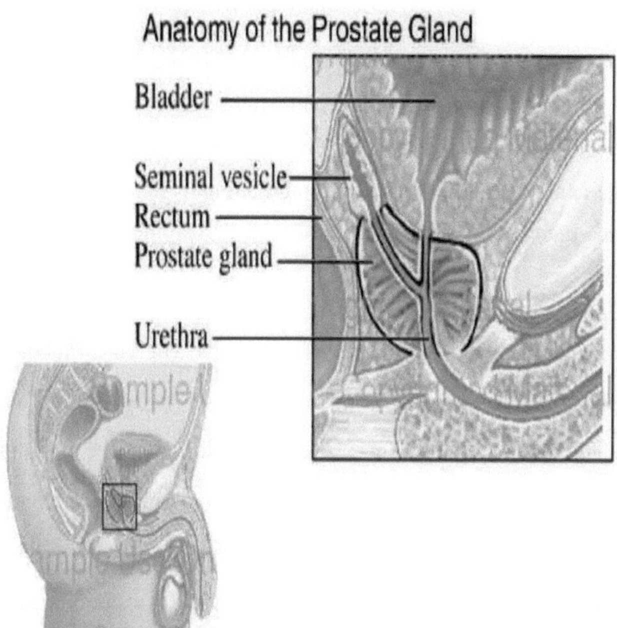

Fig. 1: Vista lateral da pélvis masculina **(Citado de Coakley & Hricak; 2000).**

As superfícies inferolaterais estão relacionadas com os músculos da parede lateral da pélvis. As fibras anteriores do elevador do ânus abraçam a próstata na fenda pubouretral ou pubouretralis. Estes músculos estão separados da próstata por uma fina camada de tecido conjuntivo.

A superfície posterior é separada do reto pela cápsula prostática e pela fáscia de Denonvillier, uma condensação densa da fáscia pélvica. Perto do seu bordo superior (justavesical) existe uma depressão onde são penetrados os dois canais ejaculatórios. Abaixo desta, há um sulco mediano raso, geralmente considerado como marcando uma separação parcial em lobos laterais direito e esquerdo ***(Mundy et al., 1999).***

As faces anterior e lateral da próstata são cobertas por uma camada de fáscia derivada da fáscia endopélvica de cada lado. O plexo venoso prostático situa-se entre esta extensão da fáscia endopélvica e a cápsula da próstata. Anteroinferiormente, a fáscia e a cápsula da próstata fundem-se e misturam-se com os ligamentos puboprostáticos.

A próstata é atravessada pela uretra e pelos ductos ejaculatórios e contém o utrículo prostático. A uretra passa normalmente entre os seus terços anterior e médio. Os ductos ejaculatórios passam anteroinferiormente através da sua região posterior para se abrirem na uretra prostática ***(Rifkin.1997)***.

As vesículas seminais emparelhadas estão situadas póstero-superiormente à glândula prostática e segregam fluido seminal para os ductos deferentes bilaterais à medida que se tornam os ductos ejaculatórios. Estes ductos atravessam a próstata para se juntarem à uretra no verumontanum, que se liga acima ao peritoneu e abaixo ao diafragma genitourinário. É esta porção da fáscia prostática que restringe a extensão posterior do carcinoma prostático para o reto (**Perez et al., 2010**).

Anatomia zonal da próstata:

Inicialmente, pensava-se que a glândula prostática estava dividida em cinco lóbulos anatómicos, mas reconhece-se agora que só se podem distinguir cinco lóbulos na glândula fetal antes das 20 semanas de gestação. São reconhecíveis três lobos, dois laterais e um lobo mediano. Esta visão simplificada da lobação prostática é mantida porque os médicos referem-se aos "lóbulos" esquerdo e direito quando descrevem anomalias palpáveis por via rectal e endoscópicas visíveis no estado doente, quando a anatomia prostática é distorcida pela hiperplasia prostática benigna (HBP) ***(Yeoh et al., 1998)***.

Nos homens mais jovens, podem ser definidas quatro zonas dentro da próstata; de uma perspetiva anatómica e particularmente de uma perspetiva anatómica mórbida, o tecido glandular pode ser subdividido em três zonas distintas, periférica (70% em volume), central (25% em volume) e de transição (5% em volume). O tecido não glandular (estoma fibro-muscular) preenche o espaço entre as zonas periféricas anteriores à uretra pré-prostática (**Fig.2**) ***(Coakley & Hricak 2000)***.

Zonas de próstata:

O estroma fibromuscular periférico, central e anterior. A zona periférica constitui a maior parte da glândula normal. Posteriormente, a zona periférica encontra-se contra o reto e é a área palpada pelo DRE. A zona central envolve os ductos ejaculatórios. O estroma fibromuscular anterior é uma faixa anterior de tecido fibromuscular contígua ao músculo liso da bexiga e ao esfíncter externo. A zona de transição está localizada centralmente e rodeia a uretra. Com a idade, esta zona aumenta, formando a HBP. A maioria dos cancros tem origem na zona periférica. Apenas 15% dos cancros têm origem na zona de transição e muito poucos têm origem na zona central (**Mclaughlin et al., 2005).**

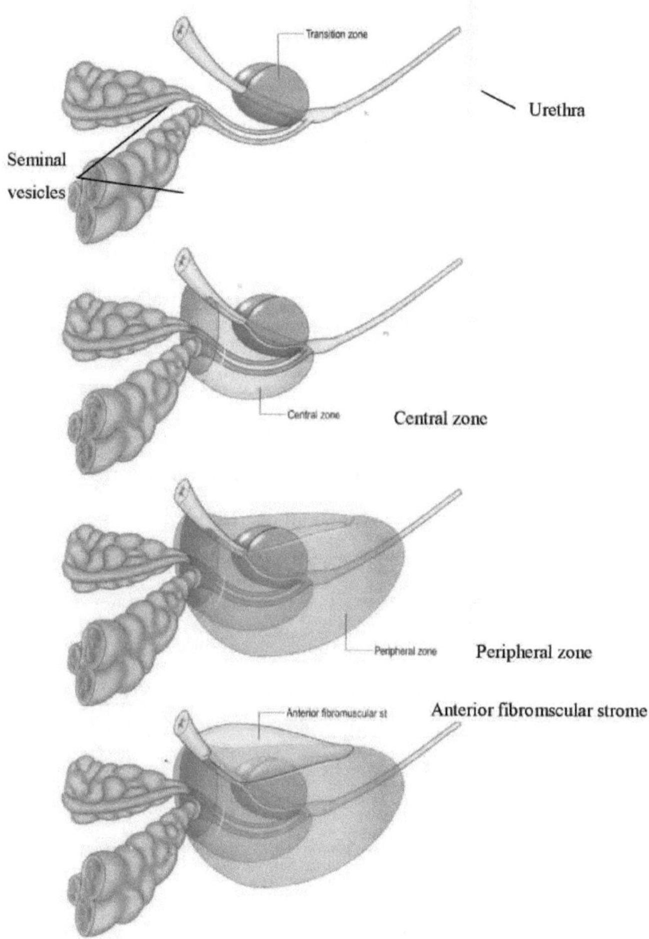

Fig. 2: Anatomia zonal da próstata. ***(Citado de Mundy et al., 1999)***

A anatomia zonal da próstata é clinicamente importante porque a maioria dos carcinomas surge na zona periférica, enquanto a HBP afecta a zona de transição, que pode crescer e formar a maior parte da próstata. A anatomia zonal pode ser distinguida, até certo ponto, em imagens radiológicas ***(Rifkin; 1997)***. A relação entre as zonas da glândula altera-se normalmente com a idade. A zona central atrofia-se e a zona de transição aumenta devido à HBP ***(Coakley & Hricak 2000)***.

<u>*Fornecimento vascular e drenagem linfática:*</u>

Artérias **:** A próstata é irrigada por ramos das artérias vesical inferior, pudenda interna e rectal média. Estas perfuram a glândula ao longo de uma linha posterolateral desde a junção da próstata com a bexiga até ao ápice da glândula **(Mundy et al., 1999).**

Veias: As veias formam um plexo em torno dos aspectos anterolaterais da próstata, posterior ao ligamento púbico arqueado e à parte inferior da sínfise púbica, anterior à bexiga e à próstata. A principal tributária é a veia dorsal profunda do pénis. O plexo também recebe os ramos vesical anterior e prostático (que se conectam com o plexo vesical e a veia pudenda interna), e drena para as veias ilíacas vesical e interna (**Coakley & Hricak 2000**).

Drenagem linfática: Os vasos colectores dos canais deferentes terminam nos gânglios ilíacos externos, enquanto os da vesícula seminal drenam para os gânglios ilíacos internos e externos. Os vasos prostáticos terminam principalmente nos gânglios ilíacos internos, sacrais e obturadores. Um vaso da superfície posterior acompanha os vasos vesicais até aos gânglios ilíacos externos e um vaso da superfície anterior alcança o grupo ilíaco interno, juntando-se aos vasos que drenam a uretra membranosa **(Mundy et al., 1999).**

Inervações: A próstata tem um abundante fornecimento nervoso do plexo hipogástrico inferior (pélvico). A cápsula prostática é coberta por numerosas fibras nervosas e gânglios, que formam um plexo nervoso periprostático. A maior densidade de nervos encontra-se no esfíncter préprostático, seguido do estroma fibromuscular anterior, e a zona periférica é a menos densamente inervada **(Coakley & Hricak 2000)**.

2.2 Epidemiologia e factores de risco

Em todo o mundo, estima-se que 913 000 homens tenham sido diagnosticados com cancro da próstata em 2008 e que mais de dois terços dos casos tenham sido diagnosticados em países desenvolvidos. Nos Estados Unidos, foram diagnosticados cerca de 217 730 novos casos em 2010, o que representa 28% dos novos casos de cancro nos homens em 2010. Felizmente, as taxas de mortalidade por cancro da próstata ajustadas à idade também diminuíram (-4,1% por ano de 1994 a 2001). Os investigadores estimaram que o cancro da próstata foi responsável por 32 050 mortes em 2010. No Reino Unido, foram diagnosticados 36 101 novos casos de cancro da próstata em 2010 *(***National Comprehensive Cancer Network** ***2011.*** **guidelines***).*

No **Egito**, durante os três anos de 2000-2002, foram registados 273 casos de cancro da próstata, com uma média de 70 casos por ano. Representaram 2% de todos os cancros incidentes e 3,9% de todos os novos diagnósticos de cancros masculinos. A idade média aquando do diagnóstico foi de 68,8 anos, variando entre 50 e 85 anos, com uma mediana de 70 anos. A taxa mais elevada (148/100.000) foi observada no grupo etário com mais de 75 anos (**Ibrahim et al., 2007**).

O número de novos diagnósticos de cancro da próstata em homens norte-americanos aumentou drasticamente e o cancro da próstata ultrapassou o cancro do pulmão como o cancro mais comum nos homens. É geralmente aceite que estas alterações resultaram do rastreio do antigénio específico da próstata (PSA) que detectou muitos cancros da próstata em fase inicial (**National Comprehensive Cancer Network *2011.* guidelines**).

As taxas de cancro da próstata estabilizaram desde 1995 em cerca de 140 por 100 000 homens. A incidência global da doença mais do que duplicou desde 1985 (**Jachson et al., 2001**).

FACTORES DE RISCO :

1/-Idade: é o fator mais importante associado ao desenvolvimento do carcinoma da próstata. A doença clínica manifesta é rara em homens com menos de 50 anos de idade; a incidência da doença aumenta significativamente em homens com mais de 60 anos, sendo que mais de 70% de todos os cancros da próstata são diagnosticados em homens com mais de 65 anos **(Zeneca 2008).**

2/-Raça: A incidência do carcinoma da próstata varia muito entre os grupos raciais. O risco da doença é 80% mais elevado nos negros do que nos caucasianos; a população negra parece também desenvolver a doença mais cedo na vida. Os homens chineses e japoneses têm a menor incidência de cancro da próstata. Apesar das variações étnicas e geográficas na incidência da doença manifesta, a incidência da doença latente é semelhante em todas as populações, o que sugere que os factores ambientais podem influenciar a agressividade do cancro da próstata ***(Philip & Kantoff.2006).***

3/ Histórico familiar: Os homens que têm pelo menos um familiar de primeiro grau com um diagnóstico positivo de cancro da próstata têm duas vezes mais probabilidades de desenvolver a doença do que aqueles que não têm antecedentes familiares. Se um familiar de primeiro e segundo grau tiver a doença, o risco pode aumentar nove vezes **(Berquin et al., 2007).**

4/-Hormonas: A principal hormona sexual masculina, a testosterona, e o seu metabolito ativo, a dihidrotestosterona (DHT), são essenciais para o crescimento normal da glândula prostática e, por conseguinte, desempenham um papel no desenvolvimento e na progressão do cancro da próstata **(Zeneca 2008).**

5/Influências genéticas e moleculares :

Está em curso uma investigação sobre o papel das deleções cromossómicas, dos oncogenes e dos genes supressores de tumores na iniciação e progressão do cancro da próstata (**Smith et**

al.,1997).

6/-Dieta: Vários factores dietéticos podem afetar o risco de carcinoma da próstata: Gordura - o consumo de gorduras saturadas (encontradas na carne vermelha e nos produtos lácteos) mostra uma correlação com um risco aumentado de cancro da próstata. Cálcio/Frutose - uma dieta rica em cálcio/baixa em frutose pode aumentar o risco de cancro da próstata. Licopeno - uma ingestão elevada deste pigmento antioxidante encontrado nos tomates frescos e no molho de tomate pode reduzir o risco **(Yin et al., 2007).**

7-Infecções: Os vírus, como o vírus herpes simplex tipo 2 (a causa do herpes genital), têm sido implicados no desenvolvimento do cancro da próstata **(Ganry. 2005).**

8/ Comportamento sexual: Existe alguma sugestão de que o risco de cancro da próstata pode aumentar nos homens que se tornam sexualmente activos numa idade jovem, que têm múltiplos parceiros sexuais ou que contraem uma doença sexualmente transmissível. No entanto, as provas desta hipótese não são conclusivas **(Zeneca. 2008).**

9/Atividade física/Peso corporal: O exercício físico pode diminuir o risco de cancro da próstata, enquanto o excesso de peso pode aumentar o risco **(*Philip et al., 2006*).**

2.3 Patologia e classificação

A história natural é ainda relativamente desconhecida e muitos aspectos da progressão são mal compreendidos. A doença clinicamente localizada varia entre tumores de baixo grau com um curso mais indolente e lesões de alto grau que progridem para doença metastática com relativa rapidez ***(Daniels & Nelson. 2010).***

Mais de 95% dos tumores malignos da próstata são adenocarcinomas que surgem no epitélio acinar e ductal proximal. A maioria dos tumores surge na zona periférica da próstata, mas os tumores da zona de transição estão bem descritos e ocorrem em cerca de 10% a 20% dos doentes (**Chun et al., 2007**).

Os carcinomas anaplásicos de pequenas células com caraterísticas neuroendócrinas e os linfomas são mais bem tratados com quimioterapia com ou sem EBRT, enquanto os sarcomas e vários outros tipos de carcinomas são frequentemente tratados por cirurgia com ou sem EBRT. Os doentes com estes tipos histológicos invulgares tendem a ter uma evolução desfavorável. Os tumores que apresentam um padrão em anel de sinete, por exemplo, representam um subtipo pouco comum com uma sobrevivência de 3 anos inferior a 20% (**Saito S et al., 1999**).

GRAUS

O sistema mais comummente utilizado para classificar as caraterísticas histológicas do cancro da próstata é a pontuação de Gleason, que é determinada utilizando a arquitetura glandular do tumor. Ao padrão predominante e ao segundo padrão mais comum são atribuídos graus de 1-5. A soma destes dois graus é referida como a pontuação de Gleason. Além disso, verificou-se que este método de pontuação é superior para prever os resultados da doença em comparação com a utilização dos graus individuais. As classificações baseiam-se no grau em que o epitélio assume uma estrutura glandular normal.

(Quadro 1) (**Dan Theodorescu & Krupski 2009**).

Grau

G1	Bem diferenciado (pontuação de Gleason 2 -4)
G2	Moderadamente diferenciado (pontuação de Gleason 5-7)
G3-4	Pouco diferenciado ou indiferenciado (anaplasia marcada) (pontuação de Gleason 8-10)

Pontuação de Gleason:

Os cinco graus de Gleason:

Gleason e os membros do Veterans Administration Cooperative Urological Research Group conceberam o método de classificação de Gleason nas décadas de 1960 e 1970. Este sistema de classificação baseia-se inteiramente no padrão histológico de diferenciação e disposição das células do carcinoma e dos grupos de células em secções coradas com H&E. São utilizados cinco padrões básicos (pontuados de 1 a 5) para gerar uma pontuação de soma histológica (soma das pontuações dos dois padrões mais dominantes), que pode variar entre 2 e 10 **(Humphrey, 2004*)*.**

Grau 1: O padrão menos comum, especialmente em biopsias por agulha. Consiste numa massa circunscrita de glândulas uniformes colocadas uniformemente que se assemelham muito às glândulas prostáticas normais

Grau 2: As glândulas cancerosas são semelhantes às observadas no Grau 1, mas não formam uma massa circunscrita. Pode haver uma ligeira variação no tamanho, forma e espaçamento das glândulas. As glândulas podem ser vistas a infiltrar-se (espalhar-se) através do estroma circundante.

Grau 3: O padrão mais comum mostrando uma variação considerável no tamanho, forma e espaçamento das glândulas. A infiltração irregular do estroma circundante pode conferir um aspeto irregular ao foco do cancro quando observado com baixa ampliação ao microscópio.

Grau 4: A caraterística mais importante deste grau é a fusão de glândulas formando uma rede anastomótica pontuada por lúmens glandulares. As glândulas já não são reconhecidas como unidades individuais.

Grau 5: As células cancerígenas formam placas sólidas e aglomerados ou podem infiltrar-se na próstata como células individuais. Pode estar presente necrose. Não há tentativa de formação de glândulas pelo cancro.

2.4 Deteção precoce e rastreio

Muitas vezes, o cancro da próstata pode estar presente durante muito tempo antes de aparecerem quaisquer sintomas. No entanto, alguns cancros agressivos e potencialmente fatais serão detectados através do rastreio e, por conseguinte, serão tratados antes de se poderem espalhar. O rastreio do cancro da próstata consiste em procurar a doença antes de a pessoa apresentar quaisquer sintomas. Dois testes de rastreio normalmente utilizados para detetar o cancro da próstata na ausência de sintomas são o exame rectal digital (DRE) e o antigénio específico da próstata (PSA). Os maiores benefícios do rastreio são para os homens com elevado risco de cancro da próstata, quer devido a antecedentes familiares, quer devido a descendência afro-americana *(***National Comprehensive Cancer Network,** ***2011.*****guidelines***)*.

A deteção mais precoce da recorrência bioquímica e da doença metastática assintomática com a utilização de medições séricas de PSA e de técnicas de imagiologia melhoradas pode também traduzir-se no início mais precoce da terapêutica, antes que a carga da doença e a dor se tornem factores de peso **(Andrew J et al.,2008)**.

O exame rectal digital e a avaliação do PSA são os dois componentes necessários para um programa de rastreio moderno (**Dan Theodorescu & Krupski, 2009).**

As indicações para o rastreio são controversas. A American Cancer Society recomenda que tanto a avaliação do PSA como a DRE sejam oferecidas anualmente, a partir dos 50 anos de idade, aos homens com uma esperança de vida de pelo menos 10 anos e que os homens jovens de alto risco, como os afro-americanos e os que têm uma forte predisposição familiar (2 ou mais familiares de primeiro grau afectados), comecem o rastreio numa idade mais jovem (40-45 y). Estes homens têm menos probabilidades de ter a forma latente da doença e de beneficiar do tratamento. São necessários mais dados sobre a idade exacta para iniciar o rastreio do cancro da próstata nos homens de alto risco **(Dan Theodorescu & Krupski, 2009**).

Métodos de rastreio e marcadores:

1. Exame rectal digital: Embora o exame **rectal** digital continue a ser um elemento essencial no rastreio e na determinação do estádio clínico, apenas 25% a 50% dos homens com um exame **rectal** digital anormal apresentam cancro na biopsia. A DRE está associada a uma sensibilidade de 70% e a uma especificidade de 50%. A DRE deve ser utilizada em combinação com o rastreio do PSA, uma vez que 25% dos cancros da próstata ocorrem em homens com níveis normais de PSA (**American Urological Association, 2000).**

2. Antigénio específico da próstata:

O antigénio específico da próstata é uma proteína com um peso molecular de 33.000. O PSA é detectado não só no tecido prostático (tecido normal, hiperplasia benigna e tumores malignos) e no líquido seminal, mas também no soro de doentes com cancro da próstata. Está localizado no citoplasma das células epiteliais ductais e em materiais secretórios na lâmina ductal. O PSA foi detectado com técnicas imunohistoquímicas no pâncreas e nas glândulas salivares e em mulheres; por conseguinte, não é absolutamente específico para o epitélio prostático (**Elgamal et al, 1996**).

Embora, historicamente, o valor normal do PSA seja de 0,4 a 4 ng/mL para homens brancos com menos de 70 anos, foi recentemente recomendado que este limite superior do nível normal de PSA seja ajustado para 2,6 ng/mL (**Punglia et al., 2003**).

Densidade do Antigénio Específico da Próstata: É calculada dividindo a concentração sérica de PSA pelo volume da glândula prostática medido por TRUS. Uma densidade de PSA mais elevada está associada a malignidade (**Perez et al., 2010**)

Velocidade do Antigénio Específico da Próstata: outro método consiste em obter medições seriadas do PSA e calcular a taxa de aumento do PSA / ou velocidade do PSA. Uma taxa de > 0,75ng / ml por ano tem sido associada a uma maior frequência de cancro (**Thompson et al., 2006**).

Ensaio de Reação em Cadeia da Polimerase com Transcriptase Reversa:

Os desenvolvimentos recentes incluem a utilização de métodos de biologia molecular, em particular a transcriptase reversa - PCR (RT-PCR), para medir marcadores através da deteção de níveis baixos de ARN mensageiro (ARNm) para PSA e antigénio de membrana específico da próstata (PSMA) expresso por células de cancro da próstata metastático em circulação. O ensaio é altamente específico porque as únicas células que expressam PSA no sangue periférico são as células cancerosas da próstata em circulação (**Kantoff et al., 2001**) .

3- A ecografia transrectal (TRUS) tem sido associada a uma elevada taxa de falsos positivos, o que a torna inadequada como ferramenta de rastreio, embora seja muito útil para orientar biópsias prostáticas (**Dan Theodorescu &Krupski,2009).**

2.5 Diagnóstico

Todos os cancros da próstata são diagnosticados em homens com mais de 65 anos, mas os papéis da raça e da história familiar também são importantes *(**Humphrey, 2004**)*.

Os doentes com carcinoma da próstata localizado são frequentemente assintomáticos e o diagnóstico é frequentemente efectuado com um teste de rastreio de PSA. Na era pré-PSA, os doentes assintomáticos eram diagnosticados com base na palpação de um nódulo duro no exame DRE. Os doentes com tumores localmente avançados apresentam sintomas obstrutivos da saída da bexiga, tais como hesitação urinária, diminuição da força do jato urinário e gotejamento pós-miccional, uma vez que o tumor colide com a uretra membranosa (***Ranpariaet* at., 1996**).

O nódulo neoplásico típico do carcinoma da próstata é extremamente firme, muitas vezes não se elevando acima da superfície da glândula, mas rodeado por tecido prostático compressível. O examinador deve determinar se os sulcos laterais estão envolvidos pelo tumor e também o grau de disseminação superior. Na maioria dos doentes, as vesículas seminais não podem ser palpadas como estruturas discretas, e o achado de uma área firme que se estende acima da próstata sugere que as vesículas seminais estão envolvidas por malignidade. Apenas cerca de 50% dos nódulos prostáticos encontrados na DRE são confirmados como malignos na biopsia (**Perez et al, 2010**).

Um resultado anormal do DRE, um PSA consistentemente elevado ou uma combinação dos dois justifica a realização de uma biopsia para estabelecer um diagnóstico patológico. A biópsia por agulha guiada por TRUS é o método mais comum para obter amostras representativas do tecido prostático. São efectuadas seis a 12 biópsias, 3 a 6 do lado direito e 3 a 6 do lado esquerdo. Se os sintomas obstrutivos o justificarem clinicamente, é efectuada uma biopsia separada da zona transicional (**Dan Theodorescu & Krupski, 2009).**

Estudos imagiológicos:

Os estudos de diagnóstico por imagem tornaram-se um aspeto essencial da avaliação pré-tratamento e da seleção do tratamento. Novas técnicas permitiram avaliações mais precisas da localização, volume e extensão do tumor, bem como da atividade biológica. Como resultado, o estadiamento clínico pode ser utilizado com maior precisão como fator de prognóstico para definir as opções de tratamento (**Perez et al., 2010**).

1. **Ultrassonografia transrectal:**

que é a modalidade mais utilizada para a imagiologia da glândula prostática ***(Hricak, et al, 2007).***

A próstata adulta normal visualizada por TRUS aparece como uma estrutura simétrica, triangular e relativamente homogénea com uma cápsula ecogénica. A TRUS é utilizada por rotina para orientação durante a biopsia transrectal e durante a braquiterapia da próstata. No entanto, apenas os cancros da próstata localizados na zona periférica podem ser detectados de forma fiável pela ultrassonografia. As tentativas de caraterizar o adenocarcinoma pelo padrão na TRUS indicaram que os cancros da próstata podem ter ecogenicidades variáveis (**Jone et la., 2007).**

2. **Tomografia computorizada (TC):**

Tem apenas um papel limitado, mas o seu papel principal em doentes com cancro da próstata é a deteção de envolvimento ósseo e o estadiamento nodal ***(Ocak et al., 2007).***

O papel principal da TC no cancro da próstata é a determinação do tamanho da glândula prostática, o planeamento do tratamento por radioterapia e a avaliação de metástases nodais pélvicas. Roach et al, utilizando software de fusão TC-RM para o planeamento da radioterapia conformada tridimensional (3DCRT), demonstraram que a RM era claramente superior à TC na definição do ápice da próstata, dos feixes neurovasculares e da parede rectal anterior. A discrepância na localização da próstata entre os dois estudos imagiológicos foi também maior no ápice e na base da glândula **(Michael et al., 2008).**

3. **Imagem por Ressonância Magnética Endorrectal:**

A RM permite a avaliação anatómica e funcional da próstata. A RM tem uma melhor resolução dos tecidos moles do que qualquer outro método de imagiologia, o que permite uma deteção mais precisa das lesões e um estadiamento local ***(Ocak, 2007).***

O aspeto da próstata e a informação que pode ser obtida para efeitos de estadiamento dependem da técnica de RM utilizada. Nas imagens axiais ponderadas em Tl, a glândula prostática aparece homogénea e a anatomia zonal não é bem apreciada. No entanto, o campo de visão é muito maior, permitindo a deteção de adenopatias loco-regionais e de lesões ósseas suspeitas **(Wefer & Hricak 2002).**

A anatomia zonal da próstata é claramente representada em imagens axiais e coronais ponderadas em T2. Os canais deferentes e as vesículas seminais também são visualizados em imagens axiais e coronais ponderadas em T2, enquanto os feixes neurovasculares podem ser melhor visualizados em imagens axiais. A raiz do pénis é melhor visualizada nas secções coronais ponderadas em T2 e é vista com muito mais precisão do que na TC. A zona periférica é normalmente de sinal elevado

O tumor aparece com uma intensidade de sinal baixa. Existem muitas outras causas de intensidade de sinal T2 baixa, incluindo hemorragia, prostatite, tratamento e radioterapia **(Wefer & Hricak 2002).**

Pode suspeitar-se de baixa intensidade de sinal T2 devido a tratamento (radiação ou terapia hormonal) quando a alteração de sinal é difusa e associada a uma glândula prostática pequena e sem caraterísticas. Os sinais de extensão extracapsular são uma protuberância capsular focal e irregular, assimetria ou invasão dos feixes neurovasculares e obliteração do ângulo rectoprostático **(Yu et al., 1997).**

4. Imagiologia por Espectroscopia de Ressonância Magnética (MRSI):

Esta modalidade é particularmente útil na próstata porque existem compostos metabólicos que se localizam em regiões da próstata e que podem ser utilizados para distinguir entre células prostáticas normais e células malignas **(Kurhanewicz et al., 2000).**

A RM tende a ter uma sensibilidade mais elevada e a MRSI uma especificidade mais elevada na deteção de locais definitivos de cancro. A adição da MRSI melhorou significativamente a especificidade em relação à RM isolada. A combinação RM/MRST permitiu a localização do cancro da próstata com uma sensibilidade de até 95% em comparação com a RM isolada, quando a RM ou a MRSI eram positivas **(Wefer & Hricak 2000).**

5. Exame ósseo:

Existe uma correlação estreita entre o nível de PSA pré-tratamento e a incidência de resultados anormais da cintigrafia óssea. Dado o baixo risco de metástases ósseas em doentes com cancro da próstata em fase inicial, deve ser realizada uma cintigrafia óssea se o PSA for >20 ng/mL ou se o doente se queixar de dores ósseas (**Michael et al.,** As diretrizes estabelecidas pelos critérios de adequação do American College of Radiation para o estadiamento pré-tratamento do cancro da próstata clinicamente localizado recomendam que uma cintigrafia óssea com radionuclídeos pode ser omitida na avaliação de doentes de baixo risco, aqueles com PSA de 10 ng/mL ou pontuação de Gleason de 2 a 6 **(Albertsen et al., 2000).**

A cintigrafia óssea de base pode ser útil antes do tratamento com radioterapia, especialmente em doentes idosos ou com antecedentes de artrite, para documentar alterações degenerativas que podem mais tarde ser interpretadas como doença óssea metastática. A cintigrafia óssea no seguimento de rotina não tem qualquer valor porque o PSA é mais sensível na deteção de recidivas, e o tratamento de metástases ósseas assintomáticas (exceto em casos de fratura patológica iminente) não se justifica. A avaliação periódica do PSA é adequada para o seguimento destes doentes e a cintigrafia óssea deve ser limitada a doentes com níveis crescentes de PSA quando clinicamente justificado **(Lee et al., 2000).**

6. ProstaScint Scanning:

Os radioimunoconjugados que utilizam anticorpos monoclonais estão atualmente a ser objeto de intensa investigação para a imagiologia de tumores, tanto em tecidos moles como em ossos. O exame ProstaScint, disponível no mercado, é utilizado mais frequentemente em doentes com níveis crescentes de PSA após a terapêutica primária para ajudar a determinar se a recidiva é local ou sistémica. Os exames ProstaScint raramente são indicados em doentes recém-diagnosticados e não tratados anteriormente, exceto se a suspeita de metástases for muito elevada (PSA superior a 20 ng/mL e grau Gleason superior a 7 ou cT3) e se o exame ósseo for negativo **(Hricack et al., 2007).**

7. Tomografia por emissão de positrões (PET):

A PET permite a imagiologia biológica dos tumores. Estudos iniciais utilizando a tomografia por emissão de positrões com fluoro-2-desoxi-D-glicose (FDG-PFT). que realça as áreas de proliferação do tumor. Foram registados. Estes estudos mostraram que a FDG-PET pode ajudar a delinear o GTV e o escalonamento da dose guiado por PET utilizando IMRT **(Lonneux et at., 2010).**

As regiões hipóxicas dos tumores são radiorresistentes e o aumento da dose de radiação pode ajudar a ultrapassar a radiorresistência. A PET com dois marcadores radioactivos, nomeadamente o fluoromisonidazol marcado com flúor-18 (FMISO) e a (ll)-diacetilbis N(4)-metiltiossemicarbazona de cobre (Cu ATSM), demonstrou evidenciar as zonas hipóxicas dos tumores. Estudos preliminares que aumentaram a dose de radiação nas zonas hipóxicas demonstraram a viabilidade desta abordagem em termos de toxicidade aguda. As imagens

PET podem ser fundidas com as tomografias de planeamento e utilizadas para a otimização da dose biológica durante o planeamento inverso da IMRT **(Lee et al., 2008).**

2.6 Estadiamento e diretrizes de tratamento

O sistema de estadiamento mais comum nos EUA é o sistema TNM do American Joint Committee on Cancer (AJCC 2009). O sistema TNM descreve a extensão do tumor primário (T), a ausência ou presença de disseminação para os gânglios linfáticos próximos (N) e a ausência ou presença de disseminação (metástases) para órgãos distantes (M).

O sistema de estadiamento TNM de 2009 é utilizado para estadiar o cancro da próstata (Quadro 2) da seguinte forma:

T - Tumor primário (T)
TX - O tumor primário não pode ser avaliado
T0 - Sem evidência de tumor primário
T1 - Tumor clinicamente inaparente não palpável ou visível por imagem T1a - Achado histológico incidental de tumor em menos de ou igual a 5% do tecido ressecado. T1b - Achado histológico incidental de tumor em mais de 5% do tecido ressecado. T1c - Tumor identificado por biópsia por agulha (devido a um nível elevado de PSA); tumores encontrados em 1 ou ambos os lobos por biópsia por agulha, mas não palpáveis ou visíveis de forma fiável por imagiologia.

2 - Tumor confinado à próstata T2a - Tumor que envolve menos de metade de um lobo T2b - Tumor que envolve menos ou igual a 1 lobo T2c - Tumor envolvendo ambos os lobos
T3 - Tumor que se estende através da cápsula prostática; sem invasão do ápice prostático ou da cápsula prostática, mas não para além desta T3a - Extensão extracapsular (unilateral ou bilateral) T3b - Tumor que invade a(s) vesícula(s) seminal(ais)
T4 - Tumor fixo ou que invade estruturas adjacentes que não as vesículas seminais (por exemplo, colo da bexiga, esfíncter externo, reto, músculos elevadores, parede pélvica).
Nódulo linfático regional (N)
NX - Gânglios linfáticos regionais (não podem ser avaliados)
N0 - Sem metástases nos gânglios linfáticos regionais
N1 - Metástases no(s) gânglio(s) linfático(s) regional(ais)
Metástases à distância
PM1c - Presença de mais de 1 local de metástases
MX - As metástases à distância não podem ser avaliadas
M0 - Sem metástases à distância
M1 - Metástases à distância
M1a - Gânglio(s) linfático(s) não regional(ais) M1b - Osso(s) M1c- Outros locais com ou sem doença óssea.
Agrupamento de etapas
I - T1a N0M0 G1
II - T1a N0M0 qualquer G2,3-4, T1b N0M0 qualquer G, T1c N0M0 qualquer G,T2 N0M0 qualquer G.
III - T3N0M0 qualquer G.
IV - T4N0M0 qualquer G, qualquer T1N1MO qualquer G, qualquer T qualquer NM1 qualquer G.

Os **tumores T1 e T2** são **conhecidos** como **cancro da próstata localizado** (também chamado cancro da próstata precoce). **Os tumores T3 e T4** são conhecidos como **cancro da próstata localmente avançado (fig. 3)**. Se os gânglios **linfáticos,** os ossos **ou** outras partes **do corpo** forem afectados, chama-se a isto **cancro metastático** ou cancro da próstata com secundárias, ou **cancro da próstata avançado** *(***Lin&small, 2008***)***.**

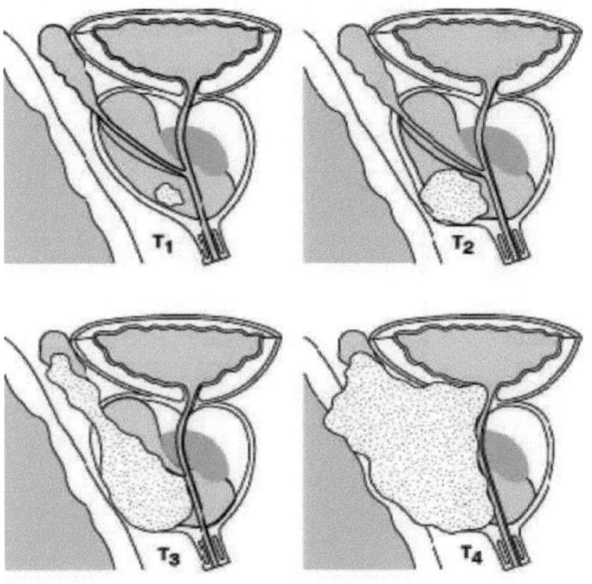

Fig. 3: TNM - os **quatro estádios de** crescimento local **do tumor** da **próstata.** **(***Citado de Zeneca*; **2008)**.

Os sistemas de grupos de risco

Risco de recorrência: Clinicamente localizado: (National Comprehensive Cancer Network guideline, versão 4.2011) (Tabela 3)			
Muito baixo:	T1c	Pontuação de Gleason ≤ 6	PSA < 10 ng/mL •Menos de 3 núcleos de biopsia da próstata positivos, 50% de cancro em qualquer núcleo •Densidade de PSA < 0,15 ng/mL/g
Baixo:	T1-T2a	Pontuação de Gleason ≤ 6	PSA < 10 ng/mL.
Intermédio:	T2b- T2c	ou pontuação de Gleason 7	ou PSA 10-20 ng/mL
Elevado:	T3a	ou pontuação de Gleason 8-10	ou PSA > 20 ng/mL
Avançado a nível local; **Muito elevado :**	T3b-T4	Qualquer	Qualquer
Metastático:	Qualquer T, N1 ou Qualquer T , Qualquer N, M1	Qualquer	Qualquer

Tratamento do cancro da próstata

O estado da arte no tratamento do cancro da próstata proporciona uma sobrevivência prolongada livre de doença para muitos doentes com doença localizada (***Holmberg et al., 2000)***.

O cancro da próstata é mais tratável e curável se for detectado na fase inicial da doença. O estadiamento é uma parte importante do desenvolvimento do melhor tratamento. Níveis elevados de PSA indicam que é provável que o cancro se espalhe e que existe uma maior probabilidade de recorrência (reaparecimento) após o tratamento. Este risco (ou probabilidade) de recorrência é outro fator importante na tomada de decisões de tratamento. A escolha de uma opção de tratamento envolve o doente, a sua família e um ou mais médicos. Raramente é necessário tomar uma decisão sem ter tempo para discutir e compreender os prós e os contras das várias abordagens. A escolha de uma opção de tratamento envolve o doente, a sua família e um ou mais médicos, pois raramente é necessário tomar uma decisão sem ter tempo para compreender os prós e os contras das várias abordagens.

Em última análise, a escolha do tratamento é determinada por uma variedade de factores, incluindo o costume institucional, a opinião individual do médico, a preferência do doente e a disponibilidade de recursos (**Brachman *et al., 2000)***.

As opções de tratamento incluem a prostatectomia radical (PR), a radiação (feixe externo ou braquiterapia, com ou sem terapia de privação de androgénios) ou a espera vigilante, também designada por vigilância ativa. Há muitas questões que devem ser consideradas na escolha entre estes tratamentos. Existe documentação substancial proveniente de grandes séries de doentes com esta categoria de doença, de uma única instituição e de várias instituições, que mostra que os resultados da radioterapia de feixe externo e da braquiterapia são semelhantes aos da cirurgia (**Brachman et al., *2000***).

Diretrizes sobre o cancro da próstata

NCCN-guidelines,versão4.2011 para o tratamento do cancro da próstata baixo e intermédio) (Quadros 4):

Risco de recorrência	Doente esperado Sobrevivência	Terapia inicial	Terapia adjuvante
Muito baixo:	< 20 y ≥20 y	Vigilância ativa PSA pelo menos de 6 em 6 meses DRE pelo menos a cada 12 meses Repetir a biópsia da próstata a cada 12 meses. Terapia inicial para baixo risco de recorrência	
Baixo :	<10 y ≥ 10 y	Vigilância ativa PSA pelo menos de 6 em 6 meses DRE pelo menos a cada 12 meses Vigilância ativa PSA pelo menos de 6 em 6 meses DRE pelo menos a cada 12 meses. Repetir a biópsia da próstata a cada 12 meses. ou RT (3D-CRT/IMRT com IGRT diária ou braquiterapia) . Prostatectomia radical ± dissecção de gânglios linfáticos pélvicos se a probabilidade prevista de linfonodos metástases nodais ≥ 2%.	Ifradical prostatectomia com margem: observação Ou RT. Metástases nos gânglios linfáticos: Observação Ou ADT
Intermediário	< 10 y ≥ 10 y	Vigilância ativa • PSA de 6 em 6 meses • DRE a cada 12 meses RT (3D-CRT/IMRT com IGRT diária) ± curto prazo ADT neoadjuvante/concomitante/adjuvante (46 meses) ± braquiterapia). Prostatectomia radical + dissecção dos gânglios linfáticos pélvicos se a probabilidade prevista de metástases nos gânglios linfáticos for ≥ 2% RT (3D-CRT/IMRT com IGRT diária) ± curto prazo ADT neoadjuvante/concomitante/adjuvante (46 meses) ± braquiterapia.	Caraterísticas adversas: RT ou Observação Metástases nos gânglios linfáticos: Observação Se RP e linfonodo metástases : observação ou ADT

NCCN-guidelines,versão.2011 para o tratamento do cancro da próstata alto, localmente avançado e com metástases)(Tabelas 5)

Recorrência risco	Terapia inicial	Terapia adjuvante
Elevado:	RT(3D-CRT/IMRT com IGRT) + carga de longo prazoj uvante/concomitante/adj uvante ADT (2-3 anos) ou RT (3D-CRT/IMRT com IGRT diária) + braquiterapia ± curto prazo ADT neoadjuvante/concomitante/adjuvante (46 meses) ou Prostatectomia radical + dissecção de gânglios linfáticos pélvicos (doentes selecionados sem fixação)	margem positiva de observação ou RT. Nódulo linfático metástases: ADT ou observação
Avançado a nível local: **Elevado Muito** T3b-T4	RT (3D-CRT/IMRT com IGRT) + carga de longo prazo ADT (2-3 anos) ou RT(3D-CRT/IMRT com IGRT diária) + braquiterapia±curto prazo neoadj uvante/concomitante/ ADT adjuvante (4-6 meses)	margem positiva :observar ou RT. Metástases em gânglios linfáticos: ADT ou observação
	ou Prostatectomia radical + dissecção de gânglios linfáticos pélvicos (doentes selecionados: sem fixação) ou ADT	
Metastático Qualquer T,N1 Qualquer T , qualquer N,M1	ADT ou RT (3D-CRT/IMRT com IGRT) + ADT neoadjuvante/concomitante/adjuvante de longa duração (2-3 anos). ADT	

2.7 Vigilância ativa

Espera vigilante e vigilância ativa (SA)do cancro da próstata

A espera vigilante significa a ausência de tratamento ativo até que um doente desenvolva evidência de progressão sintomática da doença. O objetivo desta abordagem é limitar a morbilidade da terapêutica, especialmente se esta proporcionar pouco ou nenhum benefício aos doentes em termos de sobrevivência e qualidade de vida (**Parker et al., 2004**).

A vigilância ativa difere da espera vigilante na medida em que envolve uma monitorização atenta do PSA e da pontuação de Gleason, para permitir o início do tratamento curativo, sem comprometer a sobrevivência global e reduzindo o peso dos efeitos secundários nas pessoas que podem evitar o tratamento **(Klotz. 2005).**

Justificação para a espera vigilante:

1. Uma parte significativa dos doentes não desenvolverá progressão clínica.
2. As complicações da terapêutica excedem os benefícios em alguns subgrupos de doentes.
3. A monitorização dos doentes com níveis de PSA pode evitar ou atrasar o início de uma terapêutica potencialmente mórbida ou desnecessária.
4. É necessário um acompanhamento rigoroso, embora ainda não tenha sido validada uma estratégia de avaliação eficaz **(Strom SS et al. 2004).**

Seleção de doentes :

Os pacientes considerados para espera vigilante incluem aqueles com uma expetativa de vida < 10 anos, Gleason < 7, qualquer PSA e qualquer estágio T. A repetição do estadiamento e da biópsia não é apropriada, uma vez que não altera o tratamento pretendido (**Johansson et al., 2005**).

Os doentes com cancros clinicamente localizados que são candidatos a tratamento definitivo e optam pela vigilância ativa devem ser seguidos regularmente. O seguimento deve ser mais rigoroso nos homens mais jovens do que nos homens mais velhos. O acompanhamento deve incluir:

- PSA tão frequentemente como de 3 em 3 meses mas pelo menos de 6 em 6 meses
- DRE tão frequentemente quanto a cada 6 meses, mas pelo menos a cada 12 meses
- A biopsia da próstata com agulha deve ser repetida no prazo de 6 meses após o diagnóstico se a biopsia inicial tiver sido inferior a 10 núcleos ou se a avaliação for discordante (por exemplo, tumor palpável contralateral ao lado da biopsia positiva).
- Deve ser considerada a repetição da biopsia da próstata se o exame da próstata se

alterar ou se o PSA aumentar, mas nenhum destes parâmetros é muito fiável para detetar a progressão do cancro da próstata.

A biópsia por agulha pode ser efectuada no prazo de 18 meses se a biópsia inicial da próstata tiver 10 núcleos e com uma frequência de 12 meses. As biópsias repetidas da próstata não são indicadas após os 75 anos de idade ou quando a esperança de vida é inferior a 10 anos (**National Comprehensive Cancer Network. Version.2011**).

As desvantagens da vigilância ativa são:

1) Possibilidade de perder uma oportunidade de cura.

2) O cancro pode progredir ou metastizar antes do tratamento.

3) O tratamento de um cancro maior e mais agressivo pode ser mais complexo e ter mais efeitos secundários.

4) A preservação do nervo na prostatectomia subsequente pode ser mais difícil, o que pode reduzir a possibilidade de preservação da potência após a cirurgia.

5) O aumento da ansiedade de viver com um cancro não tratado.

6) A necessidade de exames médicos frequentes e biópsias periódicas da próstata.

7) A história natural incerta a longo prazo do cancro da próstata não tratado.

8) O momento e o valor dos exames imagiológicos periódicos não foram determinados (**National Comprehensive Cancer Network guidelines,versão. 2011**).

Resultado:

A Universidade de Toronto realizou um estudo prospetivo de fase 2 em doentes com cancro da próstata de risco baixo ou intermédio. Os doentes foram seguidos até à progressão. Num seguimento médio de 55 meses, 60% dos doentes permaneceram em AS, enquanto 12% saíram da vigilância devido a uma rápida progressão bioquímica, 8% devido a uma progressão clínica, 4% devido a uma progressão histológica. E 16% devido à preferência dos doentes. Aos 8 anos, a sobrevivência atuarial global foi de 85% e a sobrevivência específica da doença foi de 99% (**Choo et al., 2001**). Os investigadores sugeriram que a vigilância anual e as biópsias são necessárias para os homens em vigilância ativa, uma vez que os critérios de PSA não são susceptíveis de revelar com precisão a progressão da doença (**Carter et al., 2002**).

2.8 Cirurgia

A prostatectomia radical (PR) é a primeira terapia curativa para o cancro da próstata e é realizada há mais de 100 anos. A vantagem decisiva da prostatectomia radical é a possibilidade de cura com danos colaterais mínimos. É a única abordagem que permite um estadiamento preciso do tumor. A extração da peça cirúrgica fornece ao patologista informações microscópicas mais detalhadas sobre a agressividade e a disseminação precisa do que uma amostragem aleatória (**Young, 2002**).

A taxa de liberdade de progressão varia muito em função dos parâmetros clínicos e patológicos. Os factores prognósticos clínicos independentes são o estádio do tumor, a pontuação de Gleason, o antigénio específico da próstata (PSA) pré-operatório e a idade do doente no momento do diagnóstico e/ou da terapêutica **(Stephenson et al., 2006).**

O PSA pré-operatório (10ng/ml), o estádio clínico (T2a) e uma taxa de núcleos positivos de 35% são factores significativos para prever uma SM positiva **(Khan et al., 2003)**. O nível de PSA de (20ng/ml) ou superior, PT3a e PT3b são factores de risco significativos para a recorrência bioquímica em doentes com uma SM positiva. Foi demonstrado que os doentes com pontuações de Gleason de 7-10 ou envolvimento de gânglios linfáticos correm um risco ainda maior se for encontrada uma SM positiva (**Karakiewicz et al., 2005**). Os factores de prognóstico desfavoráveis são a doença não confinada a um órgão, a invasão perineural ou linfovascular, o crescimento extracapsular do tumor, as margens de ressecção positivas, a infiltração das vesículas seminais, as metástases nos gânglios linfáticos e uma elevada velocidade do PSA antes da operação. A introdução da análise do PSA melhorou significativamente a seleção dos doentes e, consequentemente, a eficácia global da prostatectomia radical **(Khan et al., 2003).**

Diversas variáveis podem afetar o estado da margem de segurança (MS) na prostatectomia radical. Uma MS positiva ocorre como resultado da incisão num cancro da próstata que se estende para além da cápsula prostática ou do lado anterior do ápice sem a cápsula prostática ou da incisão num cancro intracapsular através de um procedimento inadequado. Assim, a técnica cirúrgica e o estádio patológico podem afetar o estado da SM (**Vis el al., 2006**).

Técnica cirúrgica:

Os aperfeiçoamentos modernos na técnica cirúrgica minimizaram a perda de sangue e a dor devido à utilização de incisões mais pequenas, anestésicos orais e melhores fármacos anti-inflamatórios não esteróides. A permanência hospitalar pós-operatória diminuiu para 2 a 3 dias com a prostatectomia retropúbica e 1 a 3 dias com a prostatectomia perineal. As principais vantagens da abordagem retropúbica são um menor risco de margens cirúrgicas positivas, uma maior probabilidade de preservação da potência e a oportunidade de efetuar uma linfadenectomia pélvica durante o mesmo procedimento. Geralmente, é efectuada uma dissecção bilateral dos gânglios linfáticos pélvicos antes de uma prostatectomia retropúbica, embora muitos cirurgiões não aguardem os resultados da análise da secção congelada, a menos que haja evidência grosseira de envolvimento nodal. Isto é o resultado de uma melhor seleção de doentes que tornou raro o envolvimento patológico insuspeito dos gânglios linfáticos no momento da cirurgia **(Pound et al., 1999)**. A dissecção dos gânglios linfáticos pélvicos pode ser efectuada de forma limitada ou alargada. Uma dissecção alargada dos gânglios linfáticos pélvicos inclui a remoção de todo o tecido portador de gânglios de uma área delimitada pela veia ilíaca externa anteriormente, a parede lateral pélvica lateralmente, a parede da bexiga medialmente, o pavimento da pélvis posteriormente, o ligamento de Cooper distalmente e a artéria ilíaca interna proximalmente (**Heidenreich et al, 2002**).

Uma dissecção limitada dos gânglios linfáticos pélvicos exclui a remoção de tecido portador de gânglios posterior ao nervo obturador. A dissecção dos gânglios linfáticos pélvicos pode ser efectuada com segurança por via laparoscópica, robótica ou aberta (**Stone et al., 1997**). Uma dissecção alargada dos gânglios linfáticos pélvicos permite um estadiamento mais completo e pode curar alguns homens com metástases microscópicas. A dissecção alargada dos gânglios linfáticos pélvicos deve ser considerada para os doentes com elevada probabilidade de metástases nodais, a menos que se preveja a realização de radioterapia de feixe externo (EBRT) (**Burkhurd & Studer, 2008**).

O princípio da prostatectomia radical é a remoção completa do órgão portador de cancro com margens de ressecção negativas e ausência de recidiva. A recorrência bioquímica precede a progressão clínica numa média de 8 anos e a mortalidade específica do cancro numa média de 13 anos (**Pound et al., 2001).**

Dois tipos de prostatectomia radical:

1- Prostatectomia radical retropúbica.

2- Prostatectomia transperineal.

A prostatectomia radical é realizada principalmente por duas abordagens: a primeira e mais popular é a *abordagem da prostatectomia radical retropúbica.* Neste caso, o

O cirurgião faz uma incisão 2 cm acima do pénis e 2-3 cm abaixo do

umbigo e excisa a próstata com os tecidos circundantes a partir desta incisão. Os LNs pélvicos são dissecados primeiro com esta técnica, e a próstata é dissecada se os LNs não estiverem envolvidos. A próstata não é normalmente dissecada se os LN forem positivos para cancro, e o feixe neurovascular também pode ser poupado para as funções erécteis através de uma cirurgia da próstata poupadora de nervos (**Grubb RL III et al., 2006**).

A prostatectomia radical retropúbica tem a vantagem de a operação poder ser modificada em função da extensão do tumor e da localização dos feixes neurovasculares, de modo a assegurar uma excisão ampla em torno do cancro. É especialmente importante dissecar amplamente à volta do ápice da próstata, onde as margens cirúrgicas positivas são mais comuns. A prostatectomia poupadora de nervos está indicada para doentes com função erétil pré-operatória, tumor confinado a órgão, níveis séricos de PSA inferiores a 10 ng/mL e um ORE que não indique tumor no ápice prostático ou nos bordos póstero-laterais. Dependendo da extensão do tumor no intra-operatório, um ou ambos os feixes neurovasculares podem ser preservados através de uma dissecção anatómica cuidadosa. Uma vez que a maioria dos cancros da zona periférica se situa na região póstero-lateral adjacente à cápsula e que os feixes neurovasculares correm no sulco póstero-lateral entre a próstata e o reto, a preservação indiscriminada dos feixes neurovasculares pode conduzir a margens positivas nesta área. Alguns cirurgiões descobriram que uma abordagem lateral aos feixes neurovasculares permite uma dissecção mais ampla em torno do ápice da próstata, especialmente posteriormente, preservando simultaneamente os feixes neurovasculares, quando possível (**Pound et al., 1999**).

Complicações da prostatectomia radical retropúbica: Hemorragia retardada, tromboembolismo, contratura do colo da bexiga; ocorrem em 0,5% a 10% dos doentes após prostatectomia radical, incontinência urinária, disfunção erétil (**Parsons et al. 2004**).

Complicações da cirurgia; A taxa de complicações da prostatectomia radical diminuiu drasticamente durante as décadas que se seguiram à sua introdução. A prostatectomia radical retropúbica aberta ainda tinha uma probabilidade de transfusão de 20-50% há alguns anos atrás (**Schostak et al., 2005**).

A abordagem transperineal não é normalmente preferida para o cancro da próstata. A incisão é efectuada entre o ânus e os testículos; é mais fácil de realizar do que a prostatectomia radical retropúbica em homens obesos. Os nervos não são poupados e os LN não podem ser dissecados com esta abordagem cirúrgica (**Villavicencio et al., 2006**).

Avanços na intervenção cirúrgica do cancro da próstata;

1- Prostatectomia radical laparoscópica:

Com o desejo de reduzir a morbilidade pós-operatória e melhorar a convalescença, tem havido um interesse crescente na aplicação da laparoscopia no campo da urologia (**Winfield et al., 1998**).

Apesar dos avanços significativos na técnica e na instrumentação, a laparoscopia padrão tem algumas limitações, devido à rigidez da haste do instrumento e à posição fixa do trocarte na parede abdominal. Outra desvantagem é a visão bidimensional do sistema de câmara que causa dificuldade na determinação da distância espacial. Com o advento da cirurgia laparoscópica robótica usando um sistema mestre-escravo, algumas das desvantagens da laparoscopia padrão podem agora ser superadas (**Breedveld et al., 1999**).

2- Prostatectomia assistida por robô;

Os cirurgiões que realizaram mais prostatectomias assistidas por robô utilizam a técnica descendente intraperitoneal descrita pelo grupo de Montsouris, com a modificação de realizar a porção retrovesical no final, em vez de no início, do procedimento (**Perez et al., 2003).** São utilizadas cinco ou seis portas, três das quais são dedicadas ao robot (ou seja, da Vinci) (**Fig. 4**). Duas destas portas são dedicadas ao robô e aos instrumentos (R), e uma porta umbilical é dedicada à lente da câmara robótica. As restantes portas são utilizadas para a inserção de instrumentos pelo assistente laparoscopicamente astuto para retração, aspiração e passagem de suturas (**Xylinas et al., 2010**).

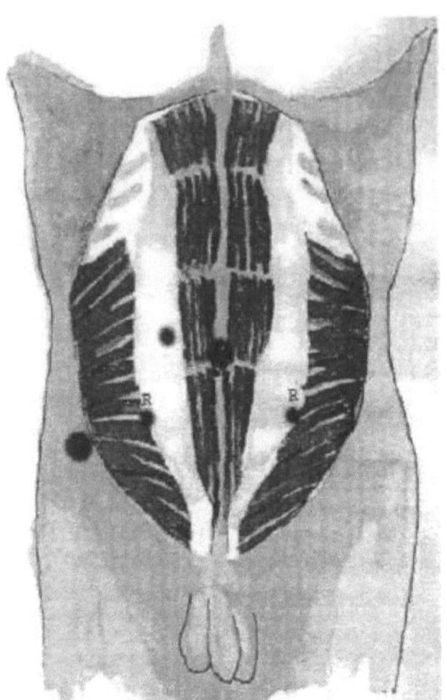

Fig.4: Posicionamento das portas para a técnica robótica UCI **(Basillote et al., 2004).**

O sistema robótico aprovado pela FDP para prostatectomia laparoscópica é o sistema da Vinic. Este sistema fornece ao cirurgião uma verdadeira imagem tridimensional com uma ampliação até 12x. Este robô também incorpora a tecnologia Endowrist, que proporciona a destreza do antebraço e do pulso do cirurgião no local da operação, proporcionando assim seis graus de liberdade, em oposição aos apenas quatro graus de liberdade permitidos pelos instrumentos laparoscópicos normais (**Dakwar et al., 2003**).

As complicações pós-operatórias incluem lesões intestinais, lesões ureterais, lesões da bexiga, extravasamento de urina, formação de urinoma, hemorragia intra-abdominal, flebite, linforreia e hérnias no local da incisão. As taxas de complicações de séries relatadas com pelo menos 100 pacientes variam de 8,9 a 25%. Até o momento, houve apenas uma morte associada à prostatectomia radical laparoscópica (Salomon et al., 2002).

Preservação da continência:

Com um seguimento de pelo menos 12 meses, as taxas de continência urinária nas séries laparoscópicas registadas variam entre 66 e 97% (**Babaian et al., 2001**).

Preservação da função sexual:

Foi relatado que, após a preservação bilateral do nervo neurovascular, 53% tinham erecções adequadas para relações sexuais sem a administração de rotina de sildenafil e sem a utilização de dispositivos de ereção por vácuo ou terapia farmacológica por injeção/supositório 12 meses após a cirurgia. Num seguimento médio de 6 meses. Também foi relatado que a taxa de ereção e de relações sexuais foi de 64 e 43%, respetivamente, em homens que eram potentes no pré-operatório enquanto usavam 10 mg de tadalafil tomados a cada 2 dias no pós-operatório (Rozet et al., 2005).

Eficácia :

O principal objetivo da prostatectomia radical laparoscópica é alcançar a cura cirúrgica. A eficácia deste procedimento para atingir este objetivo pode ser medida pelo estado da margem da amostra e pela ausência de recidiva química ou clínica. A taxa global de margem positiva em séries relatadas de prostatectomia radical laparoscópica com pelo menos 20 doentes varia entre 10,5 e 25,8%. No entanto, na doença patologicamente confinada ao órgão (pT2), a taxa de margem positiva é inferior, variando entre 2,1 e 14,9% (**Rozet et al., 2005**).

Comparação com a prostatectomia radical aberta :

Autores de instituições que têm experiência em prostatectomia radical aberta e laparoscópica relataram os seus resultados em ambas as técnicas. Foi referido que a técnica laparoscópica é superior à prostatectomia radical retropúbica em termos de perda de sangue, taxa de transfusão. As taxas de complicações, a utilização de analgésicos no pós-operatório e o tempo de utilização do cateter. As taxas de continência aos 12 meses foram semelhantes em ambos os grupos. Não há diferença no estado da margem cirúrgica e na recorrência bioquímica entre os dois grupos (**Rassweiler et al., 2003**).

3- Criocirurgia :

É um tratamento ablativo em que o congelamento é utilizado para destruir o tecido prostático e a sua eficácia está bem estabelecida com base em estudos histopatológicos. Para evitar uma toxicidade inaceitável, a uretra é poupada ao efeito criocirúrgico total através da utilização de um dispositivo de aquecimento. Poupar a uretra de uma dose criocirúrgica completa pode poupar porções do ápice, o que pode resultar em doença microscópica persistente. A incapacidade de atingir uma dose de ablação uniforme é confirmada pelo facto de as biópsias pós-tratamento mostrarem uma elevada incidência de tecido prostático persistente de aparência viável, e poucos pacientes têm PSAs indetectáveis após uma única sessão de criocirurgia (**Mack Roach et al., 2010).**

A utilização de múltiplas sessões de criocirurgia parece proporcionar uma ablação mais completa da glândula, complicada por uma maior incidência de impotência do que qualquer outra opção de tratamento principal para a doença localizada (**Robinson et al., 2002**) . Relatórios mais recentes, utilizando tecnologia mais atual, demonstraram uma potência um pouco melhor (**Asterling et al., 2009**).

Séries recentes sugerem que, nas mãos de alguns cirurgiões, a criocirurgia pode competir favoravelmente com a radioterapia (**Katz et al., 2002).**

Complicações da criocirurgia :

As complicações a curto prazo incluem a retenção urinária, que normalmente persiste durante 1 a 2 semanas e é tratada com um cateter suprapúbico ou Foley (**Babaian et al., 2008).** Também pode ocorrer inchaço do pénis e do escroto e anestesia do pénis. As complicações a longo prazo reportadas pelos médicos incluem a formação de fístulas (0%-0,5%), incontinência (<1% a 8%), disfunção erétil em 49% a 93% dos doentes ao fim de 1 ano, e taxas de descamação uretral de 0% a 15% (**Mack Roach et al., 2010).**

2.9 Radioterapia

A radioterapia é altamente eficaz no tratamento do cancro da próstata. Os objectivos da radioterapia incluem a cura do cancro, o controlo do crescimento do cancro ou o alívio dos sintomas do cancro, incluindo a dor. Existem dois tipos de radioterapia, a radioterapia externa e a braquiterapia (**Ocak et al., 2007).**

Princípios da radioterapia:

Nas últimas décadas, as técnicas de radioterapia evoluíram para permitir a administração segura de doses mais elevadas de radiação. Por exemplo, as técnicas de planeamento bidimensional padrão utilizadas até ao início dos anos 90 limitavam as doses totais a 67-70 gray (Gy) devido a toxicidades agudas e crónicas. Na década de 1990, foram desenvolvidas técnicas de planeamento tridimensional que reduziram o risco de toxicidades agudas (**Khoo et al., 2003**).

Existem dois tipos de radioterapia;

I. Radioterapia de feixe externo incluindo;

1. Radioterapia conformacional (CRT), radioterapia a três dimensões (3- DCRT).
2. Radioterapia de intensidade modulada (IMRT).
3. Radioterapia guiada por imagem (IGRT).
4. Terapia de partículas.
5. Radioterapia corporal estereotáxica (SBRT).

II. Braquiterapia (radioterapia interna) incluindo;

1. Alta taxa de dose (HDR).
2. Baixa taxa de dose (LDR).
3. Ultrassom focalizado de alta intensidade (HIFU).

1. Radioterapia de feixe externo

É uma das opções de tratamento para o cancro da próstata clinicamente localizado. A opinião do painel da NCCN foi que a radioterapia (RT) moderna e as séries cirúrgicas mostram uma sobrevivência livre de progressão semelhante em doentes de baixo risco tratados com prostatectomia radical ou RT (**Potters et at., 2004).**

Muitos factores têm de ser considerados na seleção do tratamento para cada doente, incluindo:

- Factores do doente, como a idade, os sintomas clínicos, a função sexual, as condições mórbidas associadas, como a doença inflamatória intestinal, a potencial esperança de vida e a preferência individual
- Factores tumorais, como o grau do tumor (pontuação de Gleason), o estádio do tumor e o valor inicial de PSA na apresentação
- Factores de tratamento como o método de tratamento, a probabilidade de controlo local e o perfil de morbilidade da terapia (**Roger S et al., 2008).**

Os doentes podem ser tratados em posição prona com imobilização em concha termoplástica, no entanto, a posição supina com imobilização em berço alfa, resulta em menos movimentos da próstata, com doses mais baixas em estruturas críticas. ***(Baylel et al., 2004).***

Posicionamento e imobilização do doente:

É importante assegurar que o doente pode deitar-se na mesa de tratamento de forma tranquila e confortável, de forma fiável, imóvel e reproduzível para cada fração de tratamento. Normalmente, o doente deita-se em decúbito dorsal e é apoiado com uma almofada de espuma para a cabeça, e os apoios para os joelhos e tornozelos ajudam a manter a sua posição. Diferentes centros de tratamento podem utilizar a posição prona em comparação com a posição supina, mas um ensaio aleatório recente demonstrou uma redução significativa do movimento da próstata e da irradiação de tecido normal com a posição supina **(Bayley et al., 2004).**

Estão disponíveis muitos dispositivos de imobilização para ajudar a estabilizar a posição de tratamento do doente, desde gessos ou berços até suportes para o tornozelo. Embora alguns investigadores tenham demonstrado que a configuração do tratamento pode ser melhorada através da imobilização da pélvis e das pernas (Fiorino et al., 1998), um ensaio aleatório recente revelou que a combinação de suportes para os joelhos e tornozelos proporcionava um elevado grau de precisão, tornando desnecessária a pélvica **(Fig. 5) (Nutting et al., 2000).**

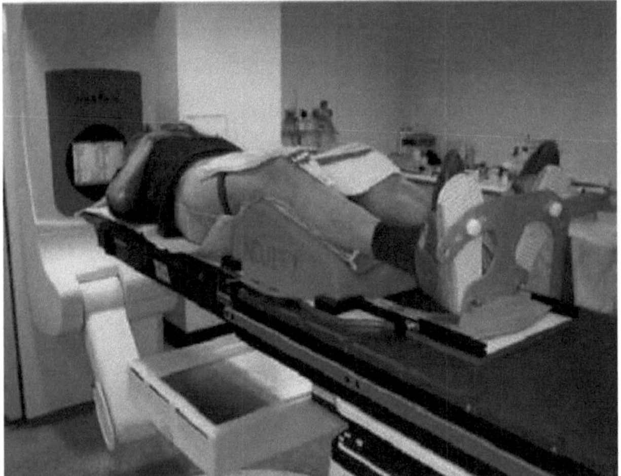

Fig. 5: Imobilização para o tratamento do cancro da próstata **(Ann-Barrette et al., 2009).**

Existe um debate significativo relativamente ao posicionamento adequado para os doentes com AQ tratados com carcinoma localizado da próstata. Alguns grupos defendem uma posição prona que, segundo eles, minimiza a incerteza da posição da próstata e diminui o volume do reto irradiado com a radioterapia conformacional quando as vesículas seminais são irradiadas. Além disso, na posição de bruços, as vesículas seminais caem para a frente e aumentam a separação do reto **(Zelefsky et al, 1997)**. Dados mais recentes sugerem que a posição de bruços está associada a um maior movimento da próstata que acompanha a ventilação normal. O aumento da pressão intra-abdominal associado à respiração em posição prona resulta num movimento significativo da próstata e das vesículas seminais.

Outros investigadores confirmaram esta constatação de que o movimento da próstata com respiração é significativamente menor em doentes colocados em posição supina **(Dawson et al., 2000)**.

O planeamento é baseado em TC e os doentes são instruídos para terem a bexiga cheia e o reto vazio durante a simulação. É introduzida no reto uma pequena haste de plástico com marcadores radiopacos separados por 1 cm para localizar a parede anterior do reto. Após a limpeza do pénis e das áreas circundantes, é injetado material de contraste iodado a 40% na uretra até o doente se queixar de um ligeiro desconforto. O uretrograma documenta a junção da uretra prostática e bulbosa e localiza com precisão (até 1 cm) o ápice da próstata, que pode ser difícil de identificar em exames de TC ou RM sem a utilização de um agente de contraste ***(Perez et al., 2004)***.

Planeamento do tratamento Frequentemente:

Na Europa, são utilizados três a quatro campos, enquanto na América do Norte são normalmente utilizados mais de quatro campos. O número de campos e a sua orientação também podem mudar nas diferentes fases do tratamento. Uma revisão abrangente recente da CFRT concluiu que uma técnica de três campos (um campo anterior e dois campos laterais opostos em cunha) proporcionou distribuições de dose equivalentes ou melhores **(Khoo et al., 2003)**.

A radioterapia convencional de feixe externo (EBRT) é normalmente efectuada utilizando uma técnica de 4 campos (fig.6). Os 4 campos (ântero-posterior [AP], póstero-anterior [PA], lateral esquerdo e lateral direito) são concebidos para incluir a próstata, as vesículas seminais e os linfáticos regionais. O campo de reforço foi concebido para limitar o tratamento ao volume alvo (próstata, vesículas seminais, margem de 1 a 2 cm) e para oferecer proteção adicional à parede posterior do reto, à uretra e ao intestino delgado. O volume reduzido de tecido normal incluído no campo de radiação está associado a uma redução da morbilidade. Quando se pretende tratar os gânglios linfáticos regionais, o limite superior do campo pélvico situa-se ao nível das articulações médio-sacro-ilíacas e o limite inferior situa-se geralmente 1-1,5 cm abaixo da junção da uretra membranosa e prostática. Os limites laterais nos campos

AP e PA são 1,5-2 cm lateralmente à borda pélvica. Os limites superior e inferior permanecem inalterados nos campos laterais (fig.7). O limite posterior do campo lateral é normalmente colocado no interespaço S2/S3. O limite anterior é estabelecido de modo a incluir a porção anterior da sínfise púbica. Os bordos do campo para tratamentos cone-down, ou de campo de reforço, partilham o mesmo bordo inferior que o campo primário. Superiormente, os campos estendem-se até ao topo do acetábulo e lateralmente para incluir dois terços do forame obturador. As distribuições de dose para o tratamento convencional são normalmente geradas num único plano e a dose é prescrita no isocentro e normalizada na linha de isodose a 100% (fig. 8) ***(Zhu et al., 2005)***.

As técnicas de tratamento convencionais atualmente utilizadas baseiam-se no planeamento assistido por TAC. Inicialmente, a radiação é administrada a toda a pélvis utilizando uma abordagem de quatro campos, concebida para incluir a próstata, as vesículas seminais e os gânglios linfáticos regionais. A secção transversal de cada feixe é moldada utilizando blocos Cerrobend individualizados para proteger a parede posterior do reto, o canal anal e o esfíncter, o intestino delgado e a bexiga e a uretra não envolvidas. O tratamento é administrado em fracções de dose diárias de 1,8 a

2,0 Gy, administradas cinco sessões por semana, num total de 45 a 50 Gy. Um "boost" adicional do alvo primário, administrado com uma abordagem de quatro campos ou com uma técnica de rotação de arco bilateral de 120 graus, é então administrado para aumentar a dose na próstata e nas vesículas seminais (rodeadas por uma "margem de segurança" de 1 a 2 cm de tecido normal). Uma das principais desvantagens das técnicas rotacionais é o facto de o bloqueio moldado não poder ser utilizado para proteger os tecidos normais. Assim, um grande volume da bexiga e do reto recebe a mesma dose que o alvo do tumor prostático. No entanto, mesmo com a abordagem de boost de quatro campos, é difícil obter uma blindagem personalizada eficaz com os métodos convencionais de planeamento do tratamento. A dose de reforço padrão é de 20 Gy, administrada com o mesmo esquema de fracionamento utilizado no tratamento dos grandes campos pélvicos, para uma dose total na próstata de 65 a 70 Gy. Para tumores T1 e T2 pequenos com uma pontuação Gleason baixa, o tratamento é limitado ao volume alvo da próstata (transportado para 65 a 70 Gy), devido à pequena probabilidade de envolvimento da vesícula seminal e disseminação metastática para os gânglios linfáticos pélvicos *(Leibel et al., 2003).*

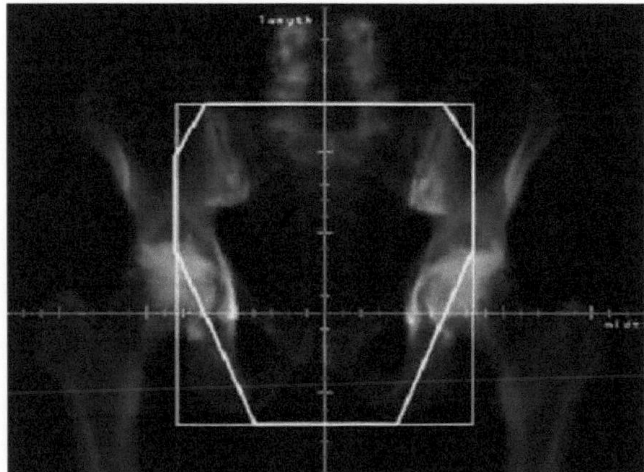

Fig. 6: Campo da pélvis anterior no cancro da próstata **(Levitt et al., 2006)**.

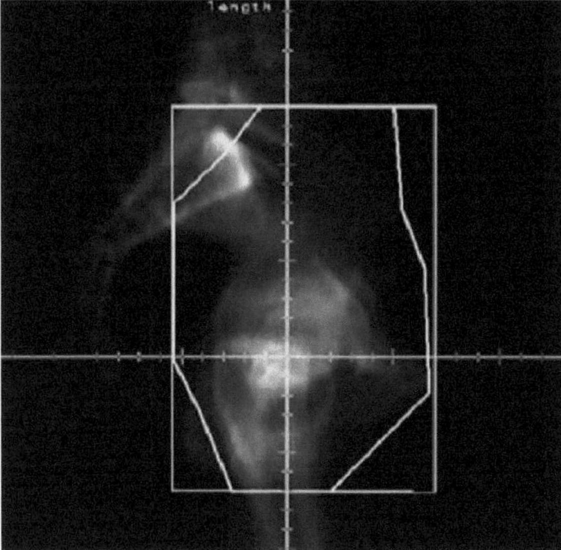

Fig.7: Campo lateral da pélvis no cancro da próstata **(Levitt et al., 2006).**

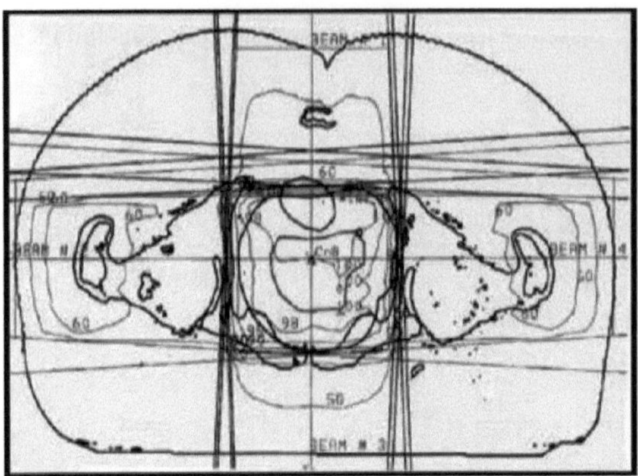

Fig. 8: A imagem mostra o plano de isodose para a técnica de quatro campos de irradiação definitiva de uma glândula prostática intacta. O volume da glândula, determinado **numa tomografia computorizada, está delineado a vermelho. Os números representam as percentagens de isodose.** *De "Rectal Bleeding after Radiation Therapy for Prostate Cancer: Avaliação endoscópica" (Radiology 2000).*

A verificação do tratamento é necessária para identificar erros sistemáticos e aleatórios no processo de planeamento do tratamento, de modo a permitir a sua correção. Durante a aplicação do tratamento, as radiografias de portal baseadas em película ou as imagens de portal eletrónico são utilizadas para comparar o posicionamento do doente com películas de simulador de referência ou radiografias reconstruídas digitalmente **(Gildersleve et al., 1995).** A utilização de marcadores radiopacos implantados na próstata permitirá a quantificação diária da posição da próstata. Métodos mais recentes para visualizar a localização espacial de alvos e OARs durante a radioterapia e estratégias de tratamento guiado por imagem **(Vincent et al., 2008).**

__Resultados da radioterapia de feixe externo__:

O controlo local do tumor está relacionado com o estádio clínico e é melhor para a doença T1, diminuindo com o estádio T mais elevado. Aos 10 anos, o controlo local é de 92% a 96% para a doença T1, 71% a 83% para a doença T2 e 69% a 81% para a doença T3. O controlo local aos 15 anos situa-se na ordem dos 83% para o estádio T1, diminuindo para 65% a 68% para o estádio T2 e 44% a 75% para a doença T3. O tamanho do tumor também pode influenciar as taxas de controlo local. A análise dos estudos anteriores do RTOG revelou que os tumores com menos de 25 cm3 têm taxas de controlo local até 75%, em comparação com os tumores com mais de 25 cm3, com taxas de controlo local inferiores a 50%. Os tumores com mais de 25 cm3 têm também maior probabilidade de apresentar doença em estádio T avançado **(Pilepich et al., 1987).**

Factores que influenciam o resultado do tratamento com radioterapia:

As estratégias para melhorar o controlo local incluem um aumento da dose prescrita ou a utilização de privação de androgénios neoadjuvante e/ou adjuvante **(Vincent et al., 2008).**

A análise do PSA revolucionou e padronizou a comunicação dos resultados do tratamento. As estimativas de PSA sérico na apresentação da doença demonstraram ser um prognóstico útil, e os níveis de PSA após radioterapia radical também podem ser um indicador sensível de recorrência da doença **(Vincent et al., 2008).**

A radiação local da próstata pode fazer parte da terapia definitiva inicial do cancro da próstata ou fazer parte de um regime de resgate se a doença recidivar após a prostatectomia radical **(Lin et al., 2007).**

Tempo até ao nadir; o PSA sérico diminui lentamente após a conclusão da radioterapia. Foi demonstrado que o tempo até ao nadir é inversamente proporcional à sobrevivência sem doença **(Ray et al., 2004).** O tempo médio até ao nadir em doentes que permanecem sem evidência de doença (NED) é de 22 a 34 meses **(Hanlon et al., 2002**).

Foi recomendada a utilização de um nadir de PSA de 0,2 ng/mL para doentes tratados com terapia combinada de feixe externo e braquiterapia. A incapacidade de atingir este nadir aos 60 meses está quase sempre associada a doença persistente. No entanto, os níveis de PSA pós-tratamento são normalmente mais elevados em doentes tratados apenas com radioterapia de feixe externo e, por conseguinte, podem não atingir facilmente um nadir de 0,2 ng/ML **(Critz FA, 2002).**

As sequelas da radioterapia convencional (EBRT) dependem da dose administrada, da técnica de irradiação utilizada, do volume de tecidos normais ou órgãos em risco irradiados e da tolerância/radiosensibilidade dos respectivos tecidos normais. Divide-se em: efeitos secundários agudos (ou seja, os que ocorrem durante e/ou no prazo de 3 meses após a radioterapia) e efeitos secundários tardios (ou seja, os que ocorrem > 3 meses após a radioterapia, mas que se desenvolvem geralmente meses a anos após a irradiação **(Vincent et al., 2008).**

A EBRT administrada com técnicas convencionais é bastante bem tolerada, embora a morbilidade rectal aguda de grau 2 ou superior (desconforto, tenesmo, diarreia) ou os sintomas urinários (frequência, noctúria, urgência, disúria) que requerem medicação ocorram em aproximadamente 60% dos doentes. Os sintomas aparecem geralmente durante a terceira semana de tratamento e desaparecem dentro de dias a semanas após o fim do tratamento. A incidência das complicações tardias que se desenvolvem 6 meses após a conclusão do tratamento é significativamente menor **(Perez et al., 2010).**

1. **radioterapia conformacional (CRT):** oferece a vantagem de uma melhor cobertura do tumor e das áreas de alto risco, juntamente com a preservação dos tecidos normais, melhorando assim o rácio terapêutico e permitindo uma maior cura com menos efeitos secundários. A CRT baseia-se na definição exacta dos volumes-alvo e das estruturas normais críticas, geralmente em imagens de TC, de acordo com os princípios estabelecidos na ICRU 62 ***(Senan et al., 2004)***.

Técnicas de RT conformes:

consequentemente, é possível uma definição exacta (3D) do alvo& os campos de RT individualizados são agora concebidos por rotina para se adaptarem à forma do volume de tratamento. O cálculo da dose de RT numa distribuição 3D que está espacialmente relacionada com as estruturas normais circundantes é outro avanço e permite a aplicação de um tratamento que é adaptado à área pretendida, evitando ou minimizando a dose que as estruturas normais recebem. Esta mudança substancial da abordagem "convencional" é denominada (3D-CRT) e foi um avanço importante nos cuidados radioterapêuticos dos doentes **(Piasansky, 2005).**

Volumes de planeamento do tratamento CRU-50 e -62, *definição da nomenclatura* ***(Fig. 9)*****:** Volume alvo bruto (GTV) Extensão do tumor radiologicamente visível ou clinicamente palpável. O GTV é demonstrado utilizando quaisquer modalidades de imagiologia adequadas, quer seja por TC, RM, PET, SPECT e PET-CT ou qualquer outro método de visualização. O tumor demonstrável e a doença microscópica constituem o volume alvo clínico (CTV) ***(Daisne et al., 2004)***. Volume-alvo clínico (CTV) GTV com uma margem que inclui a presumível extensão microscópica da doença ou o envolvimento nodal subclínico. Volume-alvo de planeamento (PTV) CTV com uma margem adicionada para ter em conta o movimento do doente, o movimento do órgão interno e do alvo, as incertezas na configuração do doente e a penumbra do feixe de tratamento. Este pode ser subdividido em

- A margem interna (MI) é aquela que é adicionada para variações na posição e/ou forma e tamanho do CTV.
- A margem de preparação (SM) é a margem adicionada para ter em conta todas as variações e incertezas no posicionamento do feixe do doente.

Por conseguinte, CTV + IM + SM definem o PTV.

Volume tratado (TV) Volume de tecido efetivamente tratado com a dose prescrita, tal como especificado pelo médico (por exemplo, volume de isodose de 95%) Volume irradiado (IV) Volume de tecido irradiado com uma dose clinicamente significativa em relação à tolerância do tecido normal (por exemplo, volume de isodose de 50%). Órgão em risco de planeamento Margem adicionada ao órgão em risco (OAR) para ter em conta a variação da posição/forma e as incertezas de volume (PRV) da localização do OAR.

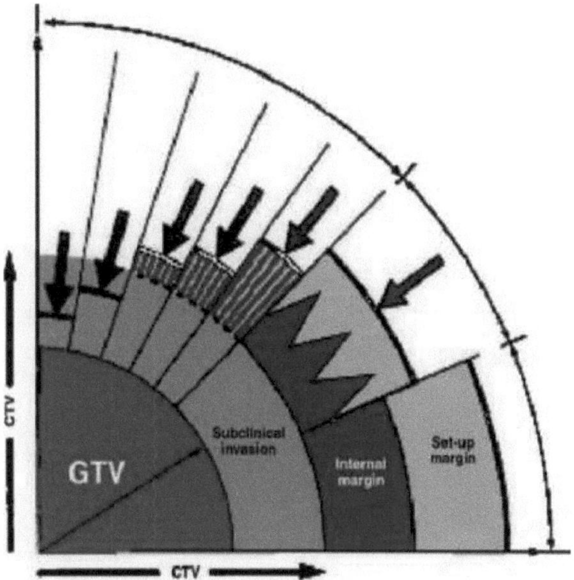

Arrow illustrates the influence of the organs at risk on delineation of the PTV (thick, full line).

Fig. 9: Representação esquemática do volume de planeamento da radioterapia 50 e 62. CTV, volume alvo clínico; GTV, volume tumoral bruto; PTV, volume de tratamento planeado.

Definição dos volumes-alvo: próstata, vesículas seminais e pélvisO volume-alvo bruto (GTV) não pode ser definido nem pelo exame clínico nem pela imagiologia normal da próstata utilizada para o planeamento do tratamento. Por definição, não é definido em tumores T1. O volume alvo clínico (CTV) deve incluir toda a glândula prostática com a totalidade ou parte das vesículas seminais, dependendo do risco clínico, e uma margem adequada para ter em conta a disseminação subclínica da doença. A imagiologia multimodal, nomeadamente a RM, pode ser utilizada para melhorar a definição dos volumes-alvo **(Khoo et al., 1999).**

Quando se pretende abranger os gânglios linfáticos pélvicos, os grupos nodais ilíacos internos e externos, incluindo os grupos pré-sináptico, pré-sacral e obturador, são normalmente incluídos no volume de tratamento. Estes grupos nodais são selecionados com base no seu provável envolvimento microscópico a partir de séries cirúrgicas **(Heidenreich et al., 2002**).

Alguns médicos podem também incluir parte dos gânglios linfáticos ilíacos comuns. As margens do PTV podem ser não uniformes, variando de 7 a 10 mm isotropicamente, com margens posteriores mais apertadas (0-5 mm) para limitar a dose na parede anterior do reto, dependendo da dose prescrita. As margens de tratamento alteram-se normalmente nas diferentes fases do tratamento, especialmente se forem utilizados diferentes volumes de tratamento e escalonamento da dose *(* **Vincent et al., 2008).**

Dose crítica no órgão para RT 3D-conformal; **(Gokhan et al., 2010):**

Rectum

Menos de 5-10% de toxicidade rectal de grau III-IV

V50 (volume do reto que recebe mais de 50 Gy): 60-65%

V60 (volume do reto que recebeu mais de 60 Gy): 45-50%

V70 (volume do reto que recebeu mais de 70 Gy): 25-30%

Bexiga

Toda a bexiga <65 Gy

Volume parcial 75-80 Gy

Três por cento do volume da bexiga deve receber menos de 78 Gy.

Cabeças femorais

A dose média para as cabeças femorais deve ser inferior a 50 Gy.

Sistema de aquisição de imagens: O sistema de registo de imagens de superfície em 3D AlignRT (Vision RT, Londres, Reino Unido), disponível no mercado, foi instalado numa sala de tratamento equipada com um acelerador linear com colimador multifolha e um dispositivo eletrónico de aquisição de imagens do portal (EPID) de silício amorfo **(Bert et al.,2006).**

O sistema inclui software concebido para facilitar a configuração do doente através da aquisição de modelos de superfície e do alinhamento por correspondência de superfícies com uma referência. A imagem de referência pode ser obtida no momento da primeira sessão de tratamento, na sala do simulador equipada com um segundo sistema de imagiologia, ou através da extração da imagem de superfície a partir de dados de TAC. Para otimizar o processo de alinhamento, o software é capaz de calcular a transformação ideal de corpo rígido (translação e rotação da mesa) que faz com que o modelo de superfície da fração de tratamento diário seja congruente com a superfície de referência **(Bert et al., 2005).**

A configuração exacta e repetível do doente é um pré-requisito para a radioterapia, de modo a limitar a margem em torno do (CTV), ou seja, do (PTV), e, consequentemente, minimizar a irradiação de tecidos saudáveis responsáveis por efeitos secundários precoces e tardios. A reprodutibilidade do alinhamento externo do paciente é independente do movimento interno do órgão que pode afetar a posição do tumor em relação aos tecidos saudáveis circundantes **(Kupelian et al., 2008).**

A informação anatómica transversal permitiu o desenvolvimento de técnicas avançadas de radioterapia e constitui a base da CFRT. A CFRT utiliza a TC para criar modelos tridimensionais (3D) da glândula prostática e das vesículas seminais em relação aos tecidos normais circundantes ou aos órgãos pélvicos. Isto permite que cada feixe de radioterapia seja modelado de acordo com o perfil projetado do alvo dentro do eixo do feixe (beams-eye-view, BEV) **(Fig. 10).**

Vista axial de scout (A-P) da pélvis com 4

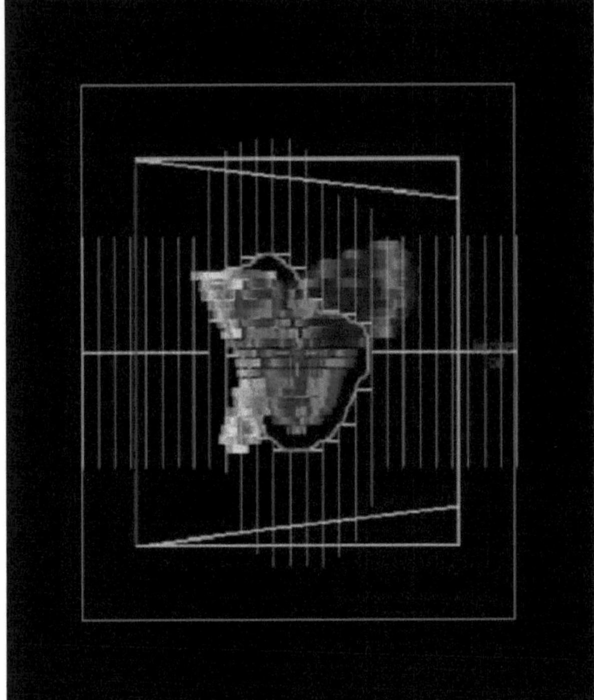

Fig. 10: Beams-eye-view (BEV) para um campo de radioterapia lateral da próstata: próstata (vermelho), reto (amarelo), bexiga (azul).

Ao utilizar feixes múltiplos com cada feixe moldado no BEV, a região de dose elevada é feita de acordo com a forma do volume alvo de planeamento em 3D, o que pode reduzir a irradiação desnecessária das estruturas normais adjacentes. Até recentemente, a TC tem sido o principal método de imagiologia para o planeamento da radioterapia. Embora a TC forneça imagens geometricamente estáveis e informações sobre a densidade eletrónica necessárias para o cálculo da dose de planeamento

, é limitada na definição de tecidos moles/órgãos em locais anatómicos onde existem muitos tecidos/órgãos com densidades electrónicas semelhantes, como é o caso da pélvis. Como resultado da incerteza na determinação exacta dos limites dos órgãos, os médicos fornecem frequentemente volumes de tratamento maiores para compensar esta incerteza.

A utilização da ressonância magnética (RM) pode ultrapassar algumas das limitações da tomografia computorizada e melhorar a definição dos volumes de tratamento da próstata. As suas aplicações em radioterapia foram revistas **(Khoo et al 1997)**. A principal vantagem da RM é a sua capacidade superior de distinguir entre estruturas de tecidos moles com densidades electrónicas de tecido semelhantes. A utilização de volumes de planeamento da próstata baseados na RM pode resultar em volumes de tratamento mais pequenos, conduzindo a uma modelação mais adequada dos campos de tratamento e reduzindo assim o risco de complicações relacionadas com o tratamento.

***Radioterapia conformacional tridimensional* (3DCRT):**

Utiliza software informático para integrar imagens de TAC da anatomia interna do doente na posição de tratamento, o que permite que o volume que recebe a dose elevada de radiação se adapte mais exatamente à forma da próstata. A 3D-CRT reduziu a toxicidade aguda e tardia dos tecidos normais em doentes com cancro da próstata e permite a administração de doses cumulativas mais elevadas com menor risco de efeitos tardios **(Michalski et al., 2002).**

Estas técnicas permitiram um escalonamento da dose mais seguro e foi referido que o escalonamento da dose está associado a melhores resultados bioquímicos **(Peeters et al., 2006).**

O desenvolvimento subsequente de melhorias informáticas da técnica tridimensional (3D) permite que a intensidade do feixe seja modulada em cada um dos muitos "pixels" ou beamlets minúsculos dentro do alvo para garantir que a dose prescrita se restringe à área de interesse. Esta técnica é designada por radioterapia de intensidade modulada (IMRT) e a sua utilização permite doses de radioterapia mais elevadas para melhorar as taxas de controlo do cancro, reduzindo simultaneamente o risco de efeitos adversos induzidos pelo tratamento. A sua precisão pode ser melhorada ainda mais utilizando a radioterapia guiada por imagens (IGRT) **(Zelefsky el al., 2001).**

A dose padrão de 75,6-79 Gy em 36 a 41 fracções na próstata (com ou sem vesículas seminais) continua a ser adequada para doentes com cancros de baixo risco. No entanto, os doentes de risco intermédio e de alto risco devem receber doses entre 78 e 80 Gy. A localização diária da próstata é essencial para a redução da margem do alvo e para a precisão do tratamento. Técnicas como o ultrassom, fiduciais implantados, mira e rastreio electromagnéticos ou balão endorrectal podem ser úteis para melhorar as taxas de cura oncológica e minimizar as complicações **(National Comprehensive Cancer Network guidelines, versão 4.2011).**

A RT tridimensional-conformal e a IMRT incluem um risco muito baixo de incontinência urinária e de estenose, bem como uma boa possibilidade de preservação a curto prazo da função erétil. Combinada com a terapia de privação de androgénios (ADT), a radiação oferece uma possibilidade de cura no cancro avançado, porque o tratamento pode erradicar os tumores para além das margens da próstata ***(Potosky et al.,2004).***

Tanto o GTV como o CTV são definidos antes de qualquer planeamento do tratamento por radiação. Na 3 DCRT, o GTV e o CTV baseiam-se em informações de imagiologia adquiridas vários dias antes do tratamento. No entanto, os doentes podem sofrer alterações durante o tratamento devido a factores como o aumento ou a perda de peso, o enchimento da bexiga ou do reto ou alterações na dimensão do tumor. Podem também ocorrer alterações intrafraccionais durante um tratamento de radiação individual devido a vários movimentos fisiológicos, como o movimento respiratório, o movimento cardíaco e o peristaltismo. São necessárias margens que rodeiem o CTV para garantir que este se encontra dentro do campo de tratamento durante todo o curso do tratamento. O ICRU recomenda que seja adicionada uma margem interna (IM) à volta do CTV para ter em conta o movimento intrafraccional. Esta margem tem de ser suficientemente grande para abranger a extensão provável do movimento do CTV durante a aplicação do feixe. O IM mais o CTV constituem o Volume Alvo Interno (ITV). Por fim, para ter em conta as incertezas de preparação, adiciona-se uma margem de preparação (SM) ao ITV para gerar o volume-alvo de planeamento (PTV). A SM é adicionada devido às incertezas relacionadas principalmente com factores técnicos que podem ser reduzidos através de uma preparação e imobilização mais precisas do doente, bem como de uma melhor estabilidade mecânica da máquina. O PTV é o volume final que deve ser irradiado com a dose tumoricida para garantir que o CTV é efetivamente irradiado com a dose desejada ***(ICRU 62, 1999)***

Técnicas como a tomografia computorizada (TC) multi-slice, a ressonância magnética (RM) com varrimento dinâmico, a ecografia 3D, a tomografia por emissão de positrões (PET) e a tomografia computorizada por emissão de fotões únicos (SPECT) fornecem uma variedade de informações anatómicas, funcionais e metabólicas sobre o tumor ***(Ling et al., 2000).***

A utilização de MLC:

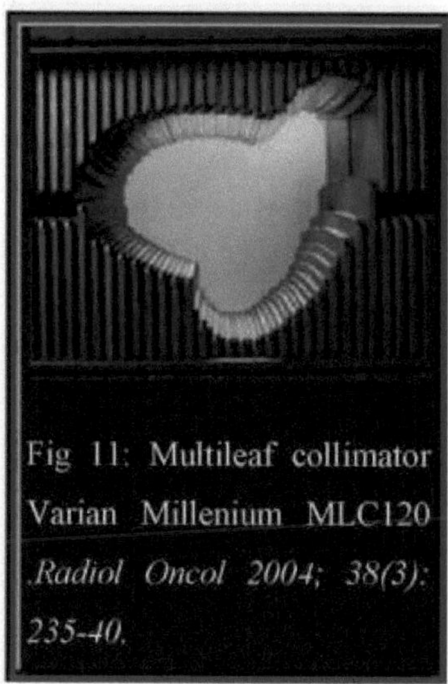

Fig 11: Multileaf collimator Varian Millenium MLC120 .*Radiol Oncol 2004; 38(3): 235-40.*

A modelação do feixe é uma forma importante de minimizar a dose absorvida nos tecidos saudáveis e nas estruturas críticas. As mandíbulas do colimador convencional são utilizadas para moldar um campo de tratamento retangular; mas, como normalmente o volume de tratamento não é retangular, é necessária uma moldagem adicional. Num acelerador linear, os blocos de chumbo ou os blocos Cerrobend™ fabricados individualmente são fixados à cabeça de tratamento sob o sistema de colimação padrão. ***(Boyer et al., 2001.)***

A capacidade do MLC controlado por computador (**Fig. 11**) para definir formas de campo e produzir distribuições de intensidade de forma remota e automática é ideal para efetuar tratamentos complexos de forma segura e em menos tempo do que a realização manual de tratamentos convencionais. Os MLC têm uma série de vantagens em relação aos dispositivos convencionais de formação de campos. Poupam custos de fabrico de blocos, espaço de armazenamento, tempo de preparação e o esforço de levantar e montar blocos pesados. Permitem a modificação no local da abertura do campo se a imagem do portal revelar que os pontos de referência anatómicos não se encontram nas localizações esperadas relativamente ao limite. O doente não tem de ser mandado para casa enquanto são fabricados novos blocos e não há perigo de ferimentos para o doente ou para o operador devido à queda de um bloco ***(Jeraj& Veclistni , 2003)***.

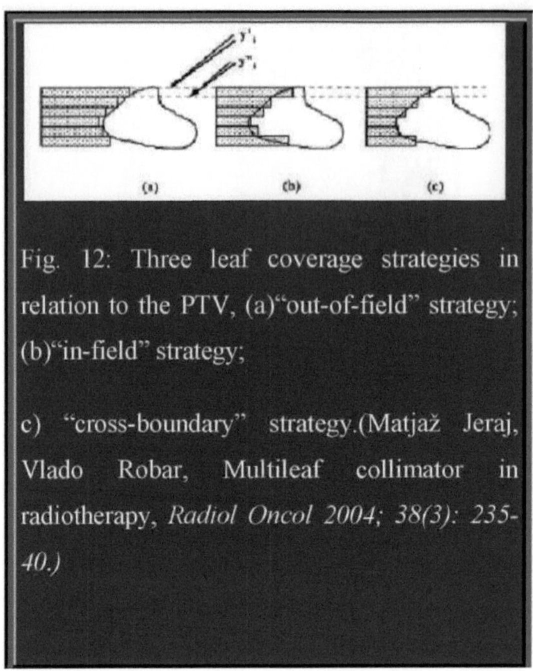

Fig. 12: Three leaf coverage strategies in relation to the PTV, (a)"out-of-field" strategy; (b)"in-field" strategy;

c) "cross-boundary" strategy.(Matjaž Jeraj, Vlado Robar, Multileaf collimator in radiotherapy, *Radiol Oncol 2004; 38(3): 235-40.)*

Para posicionar automaticamente as lâminas do MLC em conformidade com a forma do contorno alvo, podem ser utilizadas três estratégias de cobertura das lâminas (Fig. 12). Cada estratégia utiliza uma posição diferente da folha em relação ao contorno do campo que se pretende irradiar. A estratégia "fora de campo" (a) evita a proteção de qualquer parte do volume do alvo de planeamento, que é então irradiado completamente. Quando se utiliza a estratégia "in field" (b), o PTV não é completamente irradiado, mas qualquer parte fora do PTV permanece protegida. O método mais utilizado é a técnica "cross boundary" indicada no painel (c). Uma das condições para otimizar as posições das folhas era que a área dentro do campo fosse igual à área fora do campo **(Matjaz et al.,** ***2004).***

O histograma de dose-volume é provavelmente a ferramenta de avaliação de planos mais útil e certamente a mais popular utilizada na CRT 3D. O objetivo do DVH é ajudar o médico a avaliar a seleção de planos de tratamento complicados e a determinar objetivamente o plano ideal para um determinado doente, resumindo os dados de distribuição da dose em 3D para os órgãos em risco (OAR) no volume de tratamento e apresentando-os num formato gráfico ***(Hendee et al., 2005)***

Um histograma é um gráfico derivado estatisticamente que resume a distribuição de um determinado conjunto de dados. Normalmente, a variável independente encontra-se ao longo de um eixo e a variável dependente encontra-se no outro eixo (***Cheng, 1999)***.

Tem como objetivo ultrapassar as limitações da 3D-CRT, adicionando a modulação da intensidade do feixe à modelação do feixe. De facto, é a utilização de campos de intensidade não uniformes que mais diferencia a IMRT da 3D-CRT. A IMRT incorpora duas caraterísticas distintas em relação à 3D-CRT, o planeamento inverso do tratamento e a modulação da intensidade do feixe de radiação controlada por computador ***(Zhen et al., 2002).***

2. radioterapia com modulação de intensidade (IMRT):

A IMRT é uma abordagem avançada ao planeamento de tratamentos tridimensionais e à terapia conformacional. Optimiza a administração de irradiação a volumes de forma irregular e tem a capacidade de produzir concavidades nos volumes de tratamento por radiação (FIG).

A IMRT pode ser administrada utilizando aceleradores lineares com colimadores multi-folhas estáticos (MLC, step and shoot IMRT) ou MLCs de folhas dinâmicas, máquinas de tomoterapia ou terapia volumétrica modulada (VMAT) (Bhide &Nutting et al.,2010).

A IMRT permite variar as intensidades de radiação para produzir uma distribuição de dose significativamente mais precisa do que a 3D-CRT. Uma vez que a IMRT tem a capacidade de administrar radioterapia altamente conformada ao volume do tumor alvo, o aumento da dose, com o consequente melhor controlo local e curas, é mais viável. A IMRT oferece a vantagem potencial do aumento da dose sem um aumento correspondente da toxicidade associada à radioterapia nos tecidos circundantes (***Zelefsky et al., 2002).***

Indicação de IMRT:

É considerada razoável e necessária nos casos em que é essencial poupar o tecido normal circundante e em que o doente apresenta pelo menos uma das seguintes condições: Estruturas importantes que limitam a dose, adjacentes mas fora do volume de tratamento planeado, estão suficientemente próximas e requerem IMRT para garantir a segurança e a redução da morbilidade.As margens brutas do volume tumoral são côncavas ou convexas e estão muito próximas de estruturas críticas que têm de ser protegidas para evitar uma morbilidade inaceitável.As técnicas sem IMRT aumentariam a probabilidade de toxicidade de radiação de grau 2 ou grau 3 em mais de 15% dos casos semelhantes irradiados.O volume de interesse está numa localização tal que os seus parâmetros não são avaliados por simples técnicas de imagiologia bidimensional, mas sim por reconstruções tridimensionais.A IMRT é abrangida quando o tecido tumoral se encontra em áreas associadas ao movimento do alvo ***(HGSA, 2002).***

A IMRT e o cancro da próstata: com a sua conformidade melhorada e gradientes de dose acentuados, oferece o potencial de escalonamento da dose para além do que é possível com a 3D-CRT, ao mesmo tempo que se consegue uma menor toxicidade ***(Esiashvili, 2004).***

IMRT como alternativa à 3D-CRT como técnica para irradiar os gânglios linfáticos pélvicos em doentes de risco intermédio e elevado para reduzir o risco de doença metastática subsequente.

A IMRT como técnica para fornecer esquemas de fracionamento alterados. O hipofraccionamento da RT tem sido um interesse de investigação desde há muitos anos. O hipofraccionamento oferece as vantagens de um curso de terapia mais curto e potencialmente oferece um melhor rácio terapêutico. Tanto a 3D-CRT como a IMRT têm sido utilizadas como técnica de hipofraccionamento ***(Jani et al., 2003).***

A IMRT é particularmente adequada para o escalonamento da dose no cancro da próstata, uma vez que pode minimizar a exposição a doses elevadas no reto, bexiga, bolbo peniano e colo do fémur, permitindo simultaneamente uma dose total mais elevada na próstata.

Foram sugeridas três indicações gerais para a IMRT no tratamento do cancro da próstata:

IMRT como alternativa à 3D-CRT em doses até 79 Gy. Foram demonstrados melhores resultados com efeitos secundários agudos aceitáveis para doses de radiação até 79 Gy utilizando 3D-CRT. Por conseguinte, nesta dose de radiação, o valor incremental da IMRT está principalmente relacionado com uma potencial diminuição das toxicidades agudas e crónicas ***(Jani et al., 2003).***

A IMRT pode ser efectuada com uma variedade de dispositivos, ou seja, utilizando múltiplos feixes de ângulos fixos ou feixes rotativos, utilizando frequentemente um colimador multi-folhas (MLC). À medida que o feixe de radiação sai do acelerador linear, os colimadores bloqueiam ou "colimam" as extremidades do feixe para definir o tamanho do campo de radiação (a sua largura e comprimento). Para aplicar IMRT, um computador varia o tamanho da abertura de forma contínua e independente para cada par de folhas do MLC, dividindo o feixe em "beamlets". O feixe pode permanecer "ligado" à medida que o Linac com o seu MLC se desloca à volta do doente, o que se designa por MLC dinâmico, ou pode ser desligado durante o movimento e depois ligado quando o Linac atinge posições pré-especificadas (ou seja, técnica "step and shoot") ***(Glatstein, 2002).*** A IMRT requer uma compreensão detalhada da anatomia radiográfica para identificar corretamente os volumes do tumor e do alvo e também a estrutura em risco. O planeamento inicial envolve a utilização de imagens de TC 3D para identificar o volume de interesse, ou seja, o tumor e os órgãos normais. As técnicas de IMRT permitem a delineação de limites nítidos entre o tecido alvo e os órgãos em risco. No entanto, isto também significa que os tratamentos de IMRT são muito mais sensíveis às incertezas geográficas em comparação com as técnicas de CRT 3D ***(Glatstein, 2002).***

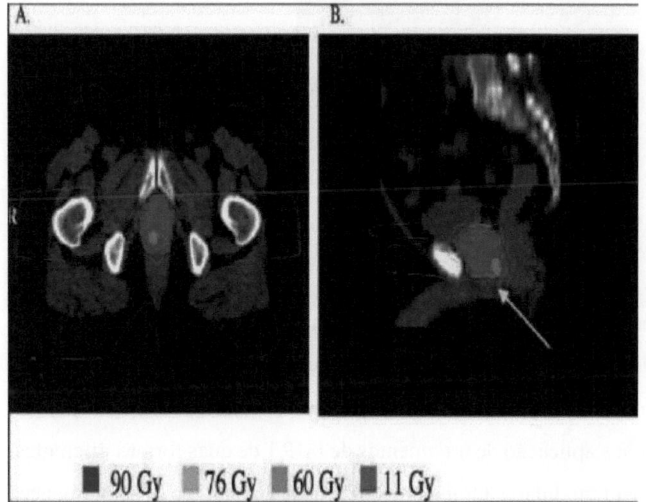

Fig. 13: Plano de IMRT para a próstata. **A**, cortes sagitais e **B**, cortes axiais de tomografia computorizada de planeamento do tratamento de um plano de radioterapia de intensidade modulada de uma lesão intraprostática dominante. O plano de IMRT de 7 campos permite uma escalada de dose de 90 Gy para um pequeno volume de tumor dentro da próstata (volume laranja) e uma dose altamente conformada de 76 para a próstata (volume vermelho). A seta amarela realça o gradiente de dose acentuado junto ao bolbo do pénis. A linha de isodose de 90 Gy cobre a lesão intraprostática dominante (mostrada a laranja) e a linha de 75,6 Gy cobre a próstata (mostrada a vermelho). A bexiga (representada a azul) e o reto (representado a roxo) são poupados (***M. Kara et al.*, 2005).**

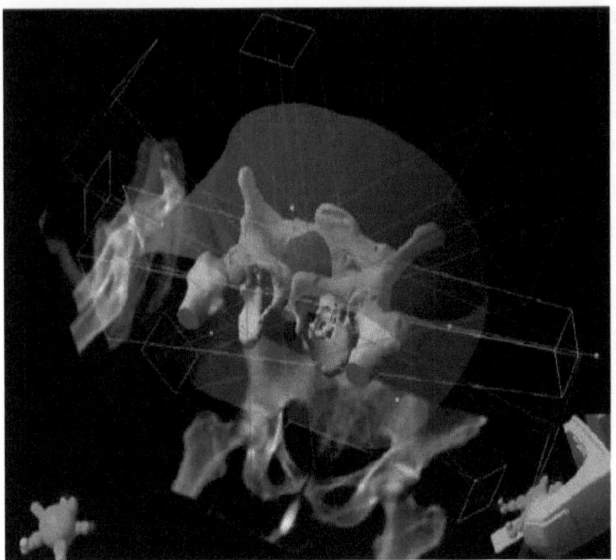

Fig. 14: Um plano de tratamento de radioterapia IMRT para o cancro da próstata, visto em três dimensões. Os feixes de radiação com formas precisas são emitidos a partir de diferentes ângulos e convergem para o tumor, aqui representado a vermelho (***Klein et al., 2001***)

O sistema de controlo permite a aplicação de tratamentos de IMRT de duas formas diferentes: 1) com o MLC a mover-se para modular a administração da dose enquanto o linac permanece numa posição fixa, e 2) com o MLC a mover-se para modular a administração da dose enquanto o linac está simultaneamente a rodar em torno do doente. A primeira configuração, que pode ser utilizada para administrar IMRT segmentar ou dinâmica (***Klein et al., 2001).*** Recentemente, foi descrita a utilização de um balão rectal e de ultra-sons para atingir a próstata com maior precisão. As vantagens desta técnica são que a posição da próstata é definida pela ecografia e a próstata é imobilizada para evitar o movimento intrafracção (**Patel et al., 2003**). A outra estratégia popular de localização da próstata consiste em implantar marcadores metálicos radiopacos (normalmente ouro) na próstata, que podem ser visualizados através de imagens de portal eletrónico. Existe software disponível para triangular a posição das sementes no espaço tridimensional a partir de imagens ortogonais com uma precisão considerável (**Kitamura et al., 2002**).

A próstata também pode ser visualizada imediatamente antes do tratamento utilizando a TC. Mais recentemente, os scanners de TC foram colocados dentro de salas de aceleradores lineares, permitindo medições e ajustes da posição da próstata com os doentes numa mesa que se desloca entre o scanner de TC e o acelerador linear **(Hua et al., 2003)**.

Os avanços na imagiologia melhoraram substancialmente a capacidade de correção das alterações de posição da próstata por interfracção. Prevêem-se mais avanços neste sentido num futuro próximo. Um exemplo é o desenvolvimento de transponders electromagnéticos não ionizantes que podem ser permanentemente posicionados na próstata, como sementes de ouro, e o campo magnético resultante monitorizado com um elevado grau de precisão posicional. Os transponders podem ser transportados em tempo real, não só para corrigir a incerteza da localização da próstata na interfracção, mas também para seguir o movimento intrafracção (**Russell el al., 2003**). A próstata, particularmente na base da bexiga-próstata superiormente e no ápice da próstata-diafragma urogenital inferiormente, é melhor definida na RM do que na TC. Além disso, os limites das estruturas normais circundantes (bexiga, reto, bolbo peniano) são mais facilmente definidos na RM (**Stamey at al., 1990**).

A cobertura adequada do ápice da próstata é particularmente importante. Em mais de 30% dos casos. Existe envolvimento tumoral no ápice da próstata aquando da prostatectomia. Como a cápsula prostática está ausente desta região, é frequente a extensão microscópica inferior. Além disso, a identificação distinta do ápice da próstata, mesmo na RM, não é exacta. Por estas razões, o CTV deve estender-se cerca de dois cortes de imagem (cada corte tem 3 mm) abaixo do local onde se crê que termina o ápice da próstata **(Ohori et al, 2002).**

As condições absolutas para a aceitação do plano devem incluir o critério de que 95 a 100% do PTV receba a dose prescrita. É utilizada a dose que abrange 95% do volume (D95) para o PTV. O CTV deve receber 100% da dose prescrita. A dose máxima no PTV não deve exceder 17% da dose prescrita, e < 1% (geralmente é < 0,5%) do PTV deve receber < *65* Gy. Estas restrições têm sido mais fáceis de manter com as versões mais recentes do software de planeamento **(Price el al., 2002).**

As restrições agora utilizadas: em primeiro lugar, é delineado um segmento mais curto do reto, que se estende superiormente desde as tuberosidades isquiáticas até à flexura sigmoide (cerca de 10 cm em média). Em segundo lugar, a prescrição foi alterada para fornecer 74 a 78 Gy ao PTV a 2 Gy por fração; assim, o ponto de corte v.- foi reduzido de 70 para 65 Gy. Em terceiro lugar, a percentagem do reto que recebe a dose do ponto de corte foi reduzida de 25 para 17% porque o risco de complicações é uma função contínua, e verificámos que podíamos cumprir consistentemente esta restrição mais rigorosa. Em quarto lugar, foi adicionado um segundo ponto de corte de 40 Gy. Assim, as restrições rígidas para o reto são <17% e <35% do volume rectal recebe >65 Gy e >40 Gy, respetivamente (**Pollack et al., 2002**).

As restrições rígidas para a bexiga são que <25% e <50% do volume da bexiga recebam > 65 Gy e > 40 Gy, respetivamente. Raramente existe um problema de limitação da dose para as cabeças femorais, de modo a que <10% recebam mais de 50 Gy. As cabeças femorais são delineadas até ao nível da parte inferior dos trocânteres maiores e da parte superior dos trocânteres menores ***(Pollack et al., 2002).***

Os planos de IMRT razoáveis são obtidos com fotões de 6, 10 ou 18 mega voltagens (MV). Com 18 MV. Há uma maior produção de neutrões através das interações fotonucleares. A utilização da configuração de seis feixes consiste nas seguintes direcções e ângulos de feixe associados: oblíquo posterior esquerdo (gantry 135° e gantry 105°), oblíquo anterior esquerdo (gantry 75°), anterior-posterior (gantry 0°*)*, lateral direito (gantry 270°) e oblíquo posterior direito (gantry 225"). As direcções de feixe adicionais são adicionadas de forma iterativa, tentando cumprir os nossos critérios de aceitação para estruturas normais e maximizar a conformidade da dose com o alvo ***(Price et al., 2002).***

A utilização da IMRT resultou na administração segura de doses escalonadas hipofraccionadas na próstata com uma toxicidade aguda e tardia reduzida no reto e na bexiga. Em doentes com um risco elevado de metástases nos gânglios linfáticos pélvicos, a irradiação nodal pélvica melhora o resultado. A próstata, as vesículas seminais e os nódulos pélvicos podem ser tratados com IMRT, com toxicidade gastrointestinal e genito-urinária aceitável **(Muren et al, 2008)**. A IMRT não causou perda de potência em homens com cancro da próstata localizado durante os primeiros 2 anos. Uma das razões para a elevada taxa de preservação da função erétil com a IMRT pode ser o facto de ser uma abordagem radioterapêutica altamente conformacional, permitindo um tratamento mais conformacional da fossa prostática e poupando o tecido normal circundante, incluindo o tecido erétil do pénis ***(Namiki* et *al., 2006).***

(Fig. 15) Comparação das fluências do feixe entre um campo de radioterapia conformal (CRFT) e um campo de radioterapia de intensidade modulada (IMRT) da próstata. *A*, campo de CRFT modelado no beams-eye-view (BEV), mostrando a intensidade uniforme do feixe em todo o seu campo de tratamento. *B*, campo de IMRT mostrando a variação da intensidade do feixe em todo o seu campo de tratamento, com cada sombreado de cor a representar uma intensidade de dose diferente.

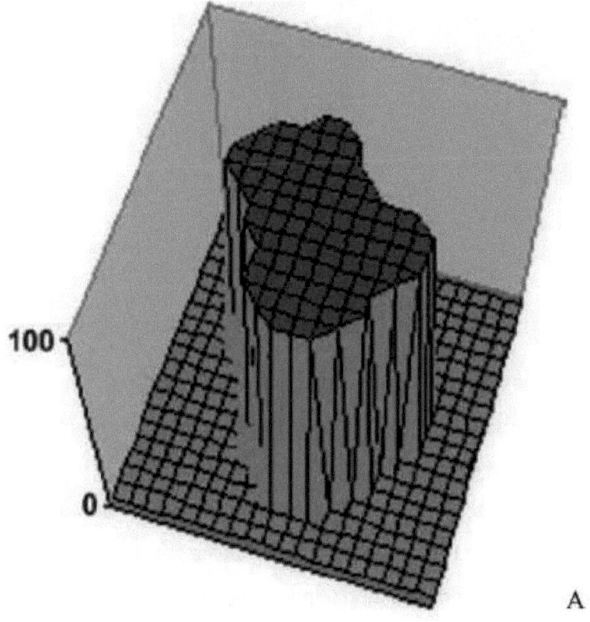

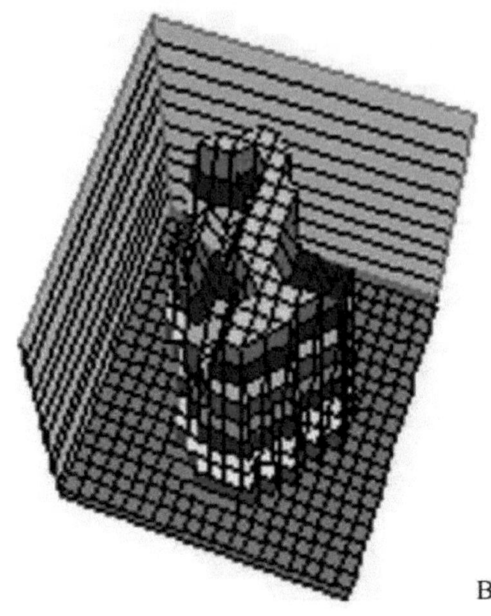

B

O envolvimento dos gânglios linfáticos pélvicos está associado a um mau prognóstico. Se não forem tratados, a maioria destes doentes evolui para doença metastática à distância, com taxas de sobrevivência livre de doença a longo prazo baixas. Por conseguinte, a dissecção dos gânglios pélvicos ou a terapia de irradiação pélvica total (WPRT) com ou sem terapia de privação de androgénios têm sido propostas a doentes com elevado risco de envolvimento dos gânglios pélvicos. O risco de envolvimento nodal pode ser estimado com base em nomogramas que utilizam o tamanho do tumor, o nível de PSA e a pontuação de Gleason. Enquanto os papéis gerais da WPRT e da terapia de privação de androgénios continuam a evoluir, a IMRT também tem sido sugerida como alternativa à CRT 3D como técnica para diminuir a toxicidade aguda e crónica. No entanto, a IMRT pode evitar a radiação intestinal. Um estudo retrospetivo de planeamento compara, por simulação, os planos de tratamento EBRT convencional, 3D-CRT e IMRT para irradiação dos gânglios linfáticos pélvicos em 10 homens com cancro da próstata. Concluiu-se que o volume percentual médio do intestino delgado e do cólon que recebeu >45

Gy foi de 21%, 18% e 5%, respetivamente. O volume rectal irradiado a > 45 Gy foi reduzido de 50% para a CRT para 6% para a IMRT e o da bexiga de 52% para 7%. A redução da irradiação de órgãos críticos observada com a IMRT pode reduzir os efeitos secundários

(*Nutting et al., 2000).*

Avanços recentes em radioterapia:

1. Radioterapia de intensidade modulada guiada por imagem:

A IGRT é um novo tipo de radioterapia que utiliza a EBRT normal guiada por imagens, como tomografias computorizadas, ultra-sons ou raios X, tiradas na sala de tratamento imediatamente antes de o doente receber radiação diariamente. No entanto, com a IGRT, os médicos podem comparar as imagens anteriores com as tiradas antes de cada tratamento para ajustar a dose, se necessário. É utilizada em combinação com a radioterapia de intensidade modulada ***(Patrick et al., 2008).***

O fundamento da IGRT:

É o processo de obtenção frequente de imagens bidimensionais e tridimensionais, durante um tratamento com radiação. Existem muitos factores que podem contribuir para as diferenças entre a distribuição da dose planeada e a distribuição da dose administrada. A IGRT é um componente do processo de radioterapia que incorpora coordenadas de imagem do plano de tratamento a ser administrado, de modo a assegurar que o doente está corretamente alinhado na sala de tratamento **(Dawson & Sharpe 2006).** Um sistema IGRT ideal deve ter três elementos essenciais: (1) volumetria 3D dos tecidos moles, incluindo tumores, (2) aquisição e comparação eficientes da volumetria 3D e (3) um processo eficaz para uma intervenção clinicamente significativa. Claramente, a "intervenção clinicamente significativa" é o objetivo mais importante da IGRT (***Fowler et al., 2004).***

Os gradientes de dose acentuados que existem com os planos de IMRT podem resultar num erro geográfico dos tumores ou numa sobredosagem dos OARs. Por conseguinte, a administração ideal de IMRT depende de uma orientação precisa da imagem. Nos tumores que apresentam um grande movimento fisiológico, as margens à volta do CTV podem ser bastante grandes. A redução desta margem permite uma redução da dose para os órgãos em risco. Isto permite uma melhoria do rácio terapêutico através da alteração da dose, da dose por fração e também da escalada da dose para tirar partido da parte íngreme da curva de resposta à dose de radiação **(Bhide & Nutting 2010).**

A IGRT é uma ferramenta útil que pode detetar e corrigir erros aleatórios e sistemáticos que ocorrem durante o tratamento. A imagiologia portal e a radiografia reconstruída digital (DRR) são uma forma básica de IGRT. Estão a ser introduzidas na prática clínica técnicas mais avançadas de IGRT que permitem um posicionamento orientado para o alvo, por oposição ao posicionamento orientado para o doente atualmente utilizado. A orientação por imagem pode ser utilizada para melhorar a delimitação do tumor e/ou para corrigir o movimento intra e/ou inter-fracções durante a radioterapia (**Bhide & Nutting 2010).**

Papel da IGRT no tratamento do cancro da próstata:

O movimento da próstata durante a radioterapia de feixe externo pode afetar os resultados em doentes com cancro da próstata localizado. Existe uma variação individual significativa entre os doentes no que respeita ao movimento observado e às suas consequências dosimétricas. Existe também uma diferença significativa na precisão dos diferentes métodos de localização atualmente utilizados para ajustar o movimento da próstata. O movimento da glândula prostática pode, por si só, afetar a precisão dos diferentes métodos de localização. São relevantes 3 fenómenos principais: movimento inter-fracções, movimento intra-fracções e deformação inter-fracções ***(Ghilezan et al., 2004)***.

A abordagem principal consiste em determinar a posição da próstata através da análise de imagens pélvicas obtidas por ultra-sons, radiografias ou TAC e, subsequentemente (ou seja, após a análise da imagem), ajustar a posição da área-alvo através do ajuste da mesa de tratamento e, em seguida, proceder à aplicação da radiação. Por conseguinte, estas técnicas fornecem uma imagem estática da posição da próstata antes da aplicação efectiva da radiação (VARIAÇÃO INTERFRACCIONAL). Dependendo da técnica, o processo de aquisição de imagens, a determinação e aplicação dos desvios necessários para corrigir os desalinhamentos e o início da aplicação da radiação podem demorar menos de 1 minuto ou até 20 a 25 minutos (***Schallenkamp et al., 2005)***

A orientação diária da imagem com ajustes posicionais diários, uma estratégia frequentemente designada "online", é um método de utilização de informações de localização durante um curso de radioterapia fraccionada. A alternativa consiste em seguir um determinado calendário de imagiologia e aplicar determinados desvios durante as fracções em que a imagiologia não é realizada, normalmente designadas por estratégias "offline". Estas estratégias têm a única vantagem de diminuir a frequência da imagiologia, aumentando assim potencialmente o rendimento do doente (***Van et al., 2000)***

O movimento intra-fração é também descrito como movimento "em tempo real" da próstata. Trata-se do movimento que ocorre após uma seleção inicial, alinhamento e durante o processo de aplicação da radiação. O verdadeiro movimento intra-fração deve ser considerado como o movimento que ocorre apenas durante a própria aplicação da radiação.

É importante compreender a natureza do movimento em tempo real não necessariamente como um fenómeno que ocorre na anatomia óssea do doente, mas sim como uma causa global de desalinhamento da glândula prostática em relação à fonte de radioterapia de feixe externo. Por conseguinte, as alterações da musculatura pélvica do doente, os padrões de respiração e o peristaltismo rectal podem ser causas do movimento da próstata em tempo real. ***(Willoughby et al., 2006).***

O movimento em tempo real observado com cine-ressonância magnética (cine-RM) é provavelmente o mais convincente, especialmente se a deformação dos tecidos moles também tiver de ser avaliada. De um modo geral, os estudos efectuados com cine-RM referiram extensões médias de movimento relativamente pequenas, mas desvios-padrão relativamente grandes do movimento observado (***Mah et al., 2002).***

Os transpondedores electromagnéticos implantados na próstata são um desenvolvimento técnico recente que permite a observação em tempo quase real do movimento da próstata enquanto o doente está numa posição de tratamento. O sistema funciona com a localização do centro de massa dos transponders implantados, que é registada a uma frequência de 10 Hz. O sistema pode ser deixado no local durante a irradiação (***Kupelian et al., 2007).***

Mesmo com um ajuste preciso da posição em pontos claros, tais como marcadores metálicos implantados, pode ser observada deformação ao nível da base e, em particular, nas vesículas seminais. O método mais razoável para estudar o impacto da deformação inter-fracções é o dosimétrico. Se forem obtidas imagens de tecidos moles da próstata, podem ser avaliados os impactos dosimétricos da deformação (***Nichol et al., 2007).***

A redução do tamanho do tumor e a alteração da anatomia local conduzem a uma alteração inter-fracções tanto no volume alvo a tratar como nos OARs. Pode ocorrer um movimento intra-fração significativo no tratamento de cancros da próstata, rectais, ginecológicos e tumores da cabeça e do pescoço. Podem ser obtidas imagens regulares na sala utilizando "CT on rails", CT de feixe cónico de kilovoltagem (KYCBCT), CT de feixe cónico de megavoltagem (MVCBCT) ou utilizando uma máquina de Tomoterapia. A TC sobre carris consiste num scanner de TC na sala de tratamento, na extremidade oposta do acelerador linear. A kVCBCT consiste num tubo de raios X de quilovoltagem combinado com um detetor de imagens de painel plano montado ortogonalmente ao feixe de raios X de terapia num acelerador linear. O MVCBCT utiliza um EP1D montado na gantry e o feixe de fotões de mega-voltagem para a geração de imagens. A tomoterapia utiliza uma máquina que integra a TC helicoidal de megavoltagem com um acelerador linear **(Verellen et al., 2007).**

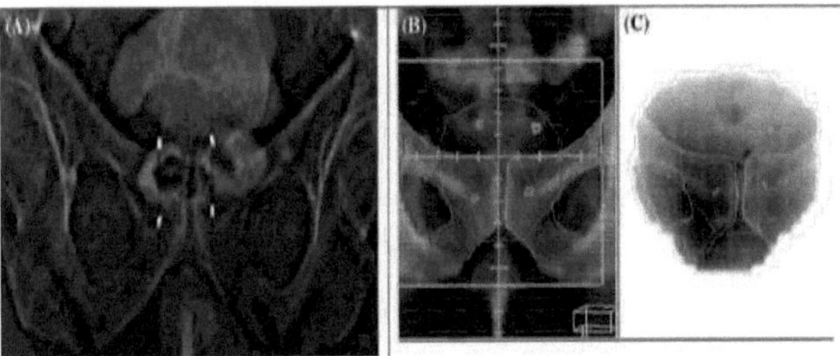

As imagens **(Fig.16)** obtidas a partir destas modalidades na sala são fundidas com a TC

O planeamento, utilizando contraste ósseo e de tecidos moles e alterações no plano de tratamento ou na posição do doente, pode ser efectuado para ter em conta o movimento de interfracção. Além disso, os tumores podem ser seguidos utilizando marcadores de infravermelhos colocados na pele do doente e alinhando-os com pontos de referência ósseos ou marcadores fiduciais, de modo a efetuar alterações ao plano de tratamento com base nas alterações da anatomia interna (Dawsan & Jaffray 2007).

Fig. 16: (A) Vista axial de scout (A-P) da pélvis com 4 marcadores fiduciais implantados, (B) Radiografia digitalmente reconstruída (DRR) do filme de simulação, (C) imagem do portal eletrónico correspondente mostrando os marcadores fiduciais.

2. terapia de partículas:

As partículas carregadas têm uma caraterística física de profundidade-dose denominada pico de Bragg. Um único feixe de protões tem uma dose de entrada baixa, uma dose máxima a uma profundidade definida pelo utilizador e nenhuma dose de saída. O "pico de Bragg" pode ser espalhado e moldado para se adaptar à profundidade e ao volume de um alvo irregular. A terapia por feixe de protões (PBT) pode assim criar uma distribuição de dose conformacional tridimensional inerente sem dose adicional para o tecido normal circundante em comparação com a radioterapia conformacional de fotões (Nihei et al., 2005).

a terapia de protões não é recomendada para utilização de rotina neste momento, uma vez que os ensaios clínicos ainda não produziram dados que demonstrem a superioridade ou equivalência entre o feixe de protões e o feixe externo convencional para o tratamento do cancro da próstata **(National Comprehensive Cancer Network guidelines,versão.2011).**

3. radioterapia corporal estereotáxica (SBRT):

É uma técnica de radiação minimamente invasiva promissora que utiliza feixes altamente focados para atingir um objetivo preciso. Utilizando cinco ou menos fracções de radiação, a SBRT representa uma forma acelerada de hipofraccionamento. Estudos institucionais individuais com um seguimento médio de 33 a 41 meses relataram 90% a 100% de ausência de falha bioquímica após SBRT para cancro da próstata localizado. É necessária uma investigação mais aprofundada dos seus efeitos a longo prazo e da sua toxicidade (National Comprehensive Cancer Network guidelines, versão 2011).

Os avanços na aplicação de radiação direcionada e uma compreensão moderna da radiobiologia do cancro da próstata sugerem abordagens para controlar o cancro da próstata e, ao mesmo tempo, diminuir a toxicidade relacionada com o tratamento. Radiobiologicamente, acredita-se que as células cancerígenas da próstata de proliferação lenta tenham uma baixa relação α/β: com uma relação α/β média de 1,5 Gy. Esta baixa relação α/β sugere que o cancro da próstata tem uma elevada sensibilidade à dose por fração, o que sugere que um regime de administração de radiação hipofraccionada, com uma grande dose de radiação administrada num menor número de fracções, pode ser vantajoso (Dasu 2007)

A radioterapia estereotáxica permite a administração de radiações de forma requintada em fracções de grandes dimensões, o que também permite um melhor controlo do tumor, limitando simultaneamente a toxicidade para os tecidos normais. Para que a dose seja administrada de forma requintada, é necessário associar tecnologias precisas de orientação por imagem aos sistemas de administração de radiação. A radioterapia corporal estereotáxica (SBRT) pode ser efectuada utilizando sistemas de aceleradores lineares ou a Cyberknife (**Lo et al., 2010**). Foi sugerido que a qualidade de vida urinária, rectal e sexual após a radioterapia corporal estereotáxica (SBRT) pode ser comparável, se não melhor, do que a da EBRT, BT e RP. Além disso, a SBRT é menos dispendiosa do que a 1MRT e é muito menos incómoda para o doente do que um curso de 45 dias de IMRT **(Katz et al., 2010)**.

Comparação da Radioterapia com a Prostatectomia Radical

Não é possível comparar os resultados da cirurgia com os da radioterapia devido à diferença nos endpoints utilizados para o insucesso do tratamento, ou seja, PSA indetetável para a cirurgia versus os critérios ASTRO para a radioterapia. Por exemplo, aplicando os critérios ASTRO a doentes tratados com prostatectomia radical, as respectivas taxas livres de progressão a 5, 10 e 15 anos melhoraram de 85%, 77% e 68% para 90%, 90% e 90%, respetivamente **(Gretzer et al, 2002).** Num estudo de radioterapia convencional de feixe externo em homens com doença em estádio clínico T1-2 tratados entre 1991 e 1993, a ausência de progressão de acordo com os critérios ASTRO foi de 49% com retroatividade do momento da recorrência e de 42% sem retroatividade **(Zietman et al, 2004).**

Não existem grandes ensaios aleatórios adequados que comparem a radioterapia radical com a prostatectomia radical. O único ensaio aleatório que comparou a radioterapia com a prostatectomia radical mostrou resultados superiores para a prostatectomia radical no "tempo até à primeira evidência de insucesso do tratamento" (**Paulson et al., 1982).** Esta questão tem motivado comparações não aleatórias de homens com cancro da próstata localizado precocemente tratados com técnicas de radioterapia radical e cirurgia radical. No entanto, as questões que podem dificultar a interpretação de comparações retrospectivas e não aleatórias incluem a seleção de casos, a falta de revisão patológica central, a garantia de qualidade incerta dos métodos de tratamento com durações variáveis de seguimento e definições de insucesso bioquímico. As comparações recentes não mostraram quaisquer diferenças consistentes entre a radioterapia radical e as abordagens de prostatectomia
(Kupelian et al., 2002).

Embora tenha havido variação nos resultados dentro das instituições individuais que utilizaram o mesmo tratamento, os resultados globais de PSA a 5 anos foram semelhantes para os doentes dentro do mesmo grupo de risco prognóstico, independentemente da forma de terapia. Estes dados sugerem que existe pouca diferença entre a radioterapia radical e a prostatectomia radical para a doença localizada em fase inicial. Em geral, as previsões do nomograma apresentam resultados muito semelhantes para a cirurgia e a radioterapia. A situação é diferente para os homens com cancro da próstata localmente avançado (estádio clínico T3/4). Os resultados da prostatectomia radical isolada são insatisfatórios e os resultados para os doentes em estádio clínico T3 tratados com radioterapia parecem ser melhores do que os da cirurgia **(Vincent et al., 2008).**

A radioterapia parece proporcionar um resultado semelhante em termos de sobrevivência específica da doença quando comparada com a cirurgia. Por exemplo, utilizando dados do programa SEER, uma taxa de sobrevivência específica da doença a 10 anos de 74% para cerca de 17.000 homens com cancro da próstata clinicamente localizado que receberam radioterapia como tratamento inicial; é comparada com um valor de 89% para mais de 21.000 homens que receberam prostatectomia radical (***Ray, 2001)***.

Um estudo retrospetivo encontrou taxas de insucesso bioquímico (aumento do PSA após o tratamento) semelhantes após prostatectomia radical e radiação de dose mais elevada (>= 72 Gy). As diferenças entre a radiação e a prostatectomia radical foram atribuídas ao PSA pré-tratamento e ao estádio T (tempo de avanço) e à pontuação de Gleason da biopsia (tempo de duração). Várias séries de casos também demonstraram que a sobrevivência livre de doença após a radiação é comparável à prostatectomia radical ***(Kupelian et al., 2002).*** Um estudo sobre um grupo de 460 homens com Gleason 8-10, adenocarcinoma clinicamente localizado que foram submetidos a prostatectomia radical, radioterapia ou terapia conservadora entre 1980 e 1997 sugeriu uma vantagem de sobrevivência da prostatectomia radical para doenças de alto grau. Após o ajuste para a idade, raça, grau do tumor, co-morbilidades, estado local e ano de diagnóstico, foi utilizado um modelo de riscos proporcionais de Cox para comparar a sobrevivência a longo prazo entre os três grupos de tratamento. Em relação à terapia conservadora, a prostatectomia radical e a radioterapia proporcionaram um aumento de 10,4 anos e 1,7 anos na duração da sobrevivência, respetivamente ***(Leak et al., 2002).***

II. <u>Braquiterapia</u>

Trata-se de uma técnica de radiação em que elementos radioactivos encapsulados são colocados no interior ou na proximidade do tumor ("brachos" é a palavra grega para "próximo"). Desde 2005, nos Estados Unidos, a braquiterapia é mais utilizada do que a prostatectomia radical para o tratamento local do cancro da próstata. O planeamento do tratamento por braquiterapia é um conceito baseado na anatomia que depende inteiramente da medição correta da distância e das relações de volume dentro e fora da glândula prostática. A colocação de agulhas através de um gabarito na próstata, sob orientação de ultra-sons, permite uma precisão nitidamente maior da colocação de sementes, em comparação com a obsoleta técnica retropúbica à mão livre, e tornou-se o padrão de tratamento para a braquiterapia ,O objetivo das regras de implantação da braquiterapia era limitar a falta de homogeneidade da dose dentro do volume implantado, tratando simultaneamente o volume com uma dose tumoricida. A utilização de fontes radioactivas no tratamento de doentes com cancro da próstata foi iniciada no início do século XX por personalidades como Hugh Hampton Young na Johns Hopkins School of Medicine e Benjamin Stockwell Barringer no Memorial Hospital de Nova Iorque **(Aronowitz JN. 2002).**

Na braquiterapia intersticial, a radiação não atravessa os tecidos superficiais para atingir um alvo interno, como acontece com a RT de feixe externo. Em vez disso, a fonte radioactiva (ou seja, a semente) na braquiterapia intersticial fornece a maior parte da sua dose perto da sua localização. A RT de feixe externo e a braquiterapia intersticial podem ser utilizadas isoladamente ou em combinação para tirar partido das suas caraterísticas únicas **(Pisansky et al., 2008).**

As técnicas comuns de braquiterapia intersticial são a alta taxa de dose (HDR), a taxa de dose pulsada (PDR) e a baixa taxa de dose (LDR). A International Commission of Radiation Units (ICRU) & Measurements refere-se a uma taxa de dose de 40 a 200 cGy por hora (cGy/h) como uma taxa de dose baixa (LDR), 200 a 1200 cGy/h (HDR) **(Pisansky et al., 2008).** A braquiterapia HDR e PDR implica a colocação local de fontes radioactivas durante um determinado período de tempo. A dose planeada é administrada mantendo a fonte no local durante um período de tempo calculado com precisão. Esta fonte é aplicada na próstata; pontuação dos sintomas utilizando os critérios da American Urological Association (AUA): e estudos do fluxo urinário (incluindo urina residual pós-micção) **(Belal& Abrams, 2006).**

A pontuação de sintomas (AUA) e os estudos de fluxo urinário são medidas de obstrução urinária, que está associada a eventos adversos genitourinários após braquiterapia da próstata. Uma pontuação de sintomas da AUA inferior ou igual a 12 a 14, uma taxa de pico de fluxo superior ou igual a 10 a 15 ml por segundo e um volume residual da bexiga pós-micção inferior ou igual a 50 a 100 ml identificam um doente como tendo uma função urinária ideal ***(Kovac* et al., 2005).**

Isótopo e Dose:

A Sociedade Americana de Braquiterapia (ABS) recomenda que as doses de prescrição de monoterapia para I-125 e Pd-103 sejam de 145 Gy e 125 Gy, respetivamente, em cancro de baixo risco. Para a radioterapia de feixe externo com boost prostático de I-125 ou Pd-103, a ABS recomenda doses de boost de 100-110 Gy e 90-100 Gy, respetivamente **(Rivard et al.,**

2007).

No cancro de risco intermédio, é utilizada a EBRT (40-50Gy) com ± 4-6 meses de ADT neoadjuvante/concomitante/adjuvante. A dosimetria pós-implante deve ser efectuada para documentar a qualidade do implante **(National Comprehensive Cancer Network guideline, versão 4.2011).**

<u>Procedimento de implantação:</u>

É a inserção de fontes radioactivas diretamente num tumor que pode ser uma abordagem altamente eficaz na terapia do cancro. Estas fontes (designadas por sementes) emitem radiação apenas na zona em que são inseridas e podem ser utilizadas durante horas (taxa de dose elevada) ou durante semanas (taxa de dose baixa). As sementes de baixa taxa de dose são deixadas na próstata permanentemente, mesmo depois de todo o material radioativo ter sido utilizado (Jamie A et al, 2008).

Na preparação para o procedimento de implantação, é induzida anestesia espinhal ou geral e o paciente é então colocado na mesa de procedimento na posição de litotomia dorsal. Um dispositivo de estabilização é fixado à mesa, e a sonda TRUS e o gabarito são afixados a esse dispositivo. O modelo tem uma série de orifícios numa disposição matricial que corresponde a um sistema de coordenadas na unidade TRUS. O médico seleciona as coordenadas na imagem de ultra-sons que permitem a colocação das agulhas de braquiterapia predominantemente na periferia da próstata (**Kovac et al., 2005**).

<u>Planeamento do tratamento :</u>

Os sistemas modernos de planeamento do tratamento utilizados pelos oncologistas de radiação estão programados para obedecer às regras físicas da lei do inverso do quadrado, uma vez que ajudam a determinar a colocação ideal da fonte, em que a radioatividade percorre apenas uma curta distância das fontes. O modelo α/β tenta prever o efeito de vários esquemas de fracionamento da dose no tumor e na toxicidade tardia. A maioria das células tumorais e dos tecidos normais que reagem precocemente (linfócitos, epitélio gastrointestinal) têm um rácio αφ elevado (>10), enquanto muitos tipos de tecidos normais que reagem tardiamente (pele, osso, bexiga) têm rácios αφ baixos (**Stone NN et al 2003**).

Este modelo prevê que pequenas doses repetidas de radiação fornecem uma dose biologicamente mais eficaz para as células tumorais, permitindo que os tecidos normais se recuperem. Existem algumas evidências que indicam que o rácio α/β para as células cancerígenas da próstata pode ser muito baixo, na ordem de 1,5 a 2 (**Brenner et al., 2002**). A implicação desta descoberta é que cursos longos de radioterapia fraccionada ou implantação permanente de sementes podem não ser a melhor estratégia de tratamento para homens com cancro da próstata **(Jamie et al., 2008)**.

Vários radiobiólogos apresentaram argumentos convincentes para tratar o cancro da próstata com doses muito elevadas de radiação por fração durante um curto período de tempo (**Fowler et al., 2003**).

Este conceito fornece a justificação radiobiológica para o recente interesse na braquiterapia HDR. É importante notar que nem todos os oncologistas de radiação e biólogos de radiação concordam sobre a relação α/β para o cancro da próstata e as suas implicações (**Wang et al 2003**).

Os sistemas modernos de planeamento do tratamento exigem que o utilizador delineie, através de contornos, as estruturas de interesse num ecrã de computador. No tratamento do cancro da próstata, estas estruturas incluem a próstata, a uretra, a parede da bexiga e a parede do reto (**Martinez et al., 2003).**

As regiões de baixa dose ou "pontos frios" podem levar à recidiva do tumor, enquanto as regiões de alta dose ou "pontos quentes" em tecidos normais podem resultar em complicações tardias (**Stock et al., 1998**)

A bexiga e o reto são bons exemplos de tecidos que são mais bem analisados em termos de efeitos tardios da radiação com base na quantidade de tecido em cada centímetro cúbico que recebe a dose prescrita; o reto posterior e a bexiga superior não devem ser incluídos nas considerações de dosagem porque recebem doses mínimas de radiação após o implante (a menos que, obviamente, o paciente também esteja a receber EBRT). Em contrapartida, o feixe de radiação externa tem de atravessar os tecidos normais para atingir a próstata. Os médicos e os doentes que estão a considerar a braquiterapia como uma opção de tratamento não pensam frequentemente nas indicações para uma dissecção dos gânglios linfáticos pélvicos, porque a braquiterapia é considerada um procedimento ambulatório menor, enquanto a dissecção dos gânglios pode ter uma morbilidade muito maior. No entanto, as doentes de alto risco podem ser consideradas candidatas a braquiterapia combinada com terapia hormonal ou EBRT ou ambas **(Partin et al., 1997).**

Apesar de alguns médicos preferirem a utilização de TRUS para o planeamento do tratamento, a maioria dos médicos utiliza imagens de TC da pélvis. As agulhas, a próstata, a bexiga, o corpo esponjoso, o reto e a uretra são identificados nestas imagens de TC. O médico prescreve então uma dose para a próstata e especifica as limitações da dose para os órgãos saudáveis circundantes (Pisansky et al., 2008).

O software de planeamento do tratamento é utilizado para efetuar várias iterações das posições da fonte radioactiva (ou seja, as posições de permanência) e a duração (ou seja, o tempo de permanência) em que a fonte permanece numa determinada posição. Depois de o software otimizar o plano de tratamento, as doses são revistas e, se necessário, são feitos ajustes em tempo real. O software de planeamento altera automaticamente as posições e os tempos de espera da fonte radioactiva para obter a distribuição da dose de radiação pretendida. Os detalhes das posições e dos tempos de espera são então transferidos para a consola de tratamento (Pisansky et al., 2008).

PRESTAÇÃO DE TRATAMENTO:

A fonte radioactiva 192Ir está alojada num dispositivo protegido contra a radiação denominado pós-carregador. O pós-carregador tem uma série de canais que estão ligados às agulhas de braquiterapia através de tubos de transferência. As posições das agulhas são normalmente verificadas com imagens de TAC ou fluoroscopia antes da administração do tratamento (Rodriguez et al., 2001).

Uma vez iniciado o tratamento, a consola de tratamento controla automaticamente a fonte radioactiva, que é enviada de cada canal em sequência, através dos tubos de transferência e para cada agulha. A fonte radioactiva é enviada para a primeira posição de espera, faz uma pausa durante o tempo de espera especificado e é depois retraída para a posição de espera seguinte. Após a conclusão de todas as posições de paragem, a fonte regressa ao pós-carregador. É então enviada para o canal seguinte. O processo é repetido para cada agulha sequencialmente até que toda a dose seja administrada (**Kovacs et al., 2005).** Esta técnica de fonte gradual é concluída num período de 10 a 35 minutos, e a fonte é então retraída uma última vez para o pós-carregador. O pessoal médico nunca é exposto à radiação durante a execução desta técnica porque permanece numa sala adjacente protegida contra radiação sempre que a fonte de radiação está fora do pós-carregador. Quando é administrado mais do que um tratamento durante cada sessão de implantação, que é a prática padrão atual, os tubos de transferência são retirados das agulhas e o doente aguarda até à hora designada. O planeamento do tratamento pode ser repetido (**kovacs et al., 2005**).

Dosimetria pós-implante:

A dosimetria pós-implantação é uma técnica para manter a qualidade da implantação o mais elevada possível. É também uma ferramenta de aprendizagem para a obtenção de melhores resultados, uma vez que existe evidência de que o controlo bioquímico do cancro da próstata está relacionado com a qualidade da implantação. A dosimetria pós-implante é determinada através de um exame de tomografia computorizada (TC), controlando a posição das sementes (**Stock et al., 1998**).

Após o implante, é efectuada uma TAC para avaliar a qualidade do implante. O intervalo entre o implante e a TAC pode ser variável, mas este facto deve ser tido em conta na comparação da qualidade do implante, uma vez que o edema da próstata pode ainda ser significativo se a TAC for realizada precocemente. Em geral, a TAC pode ser efectuada no mesmo dia até 30 dias após o implante. Alguns centros estudaram a fusão TC-RM, que aborda o artefacto de imagem da TC proveniente das sementes e a dificuldade em identificar a base e o ápice da próstata (**Crook et al., 2002**).

Foram analisados histogramas de volume de dose (DVH) da próstata. A avaliação do sucesso do tratamento após a braquiterapia da próstata tem sido habitualmente comunicada com base num PSA não crescente em vez de um valor nadir (**D'Amico et al. 1998**)

Efeitos secundários do implante permanente para o cancro da próstata:

Os efeitos secundários mais frequentes desta modalidade terapêutica são as uretrites de intensidade variável. Teoricamente, é o resultado de um edema reativo que se resolve em poucas semanas. Recomenda-se a colocação de um cateter de demora durante duas semanas (**Merrick et al.,2003**).

Se a retenção persistir, o doente é aconselhado a praticar uma cateterização limpa e intermitente ou deve ser inserido um cateter suprapúbico. O RUA desenvolve-se principalmente no primeiro mês e torna-se raro após 2 meses. Por vezes, é necessária uma ressecção transuretral da próstata (TURP) ou uma incisão no colo da bexiga para aliviar os sintomas **(Keyes et al., 2006).**

A disfunção erétil (DE) é comum, afectando até metade dos doentes. Uma meta-análise mostrou um resultado favorável da DE após a Braquiterapia em comparação com outras modalidades de tratamento (**Robinson et al., 2002**).

Atualmente, a proctite é um problema pouco frequente. Estes efeitos secundários intestinais podem ser aliviados com soluções de clisteres esteróides. As biópsias e a coagulação intensa podem resultar em úlceras rectais e mesmo em fístulas. A incontinência também é cada vez menos observada e parece estar correlacionada com a TURP **(Kollmeier et al., 2005).**

Acompanhamento:

O cancro da próstata é normalmente monitorizado após o tratamento através da medição periódica do nível sérico de PSA do doente e do exame clínico periódico do doente. A biopsia da próstata e a avaliação radiológica são realizadas apenas para investigar um nível elevado de PSA ou para avaliar um sintoma ou sinal clínico sugestivo de recidiva do cancro ou de metástases **(Roach et al., 2006).**

Cerca de 40% dos doentes tratados apresentam o fenómeno de salto do PSA após a radioterapia. O mecanismo ainda não é conhecido. A oscilação pode ser o resultado do comportamento histológico do tecido prostático em resposta à radiação. Acredita-se que seja o resultado de uma necrose celular, da rutura da membrana celular e da fuga de capilares em resultado da radiação. Bioquimicamente, significa que o PSA pode ser inicialmente elevado antes de diminuir para o nadir definitivo **(Critz & William., 2000).**

A definição consensual geral de PSA bounce é um aumento transitório do PSA após cada forma de radioterapia com diminuição espontânea do PSA sérico sem recidiva do cancro. O ressalto pode ocorrer num período entre 12 e 36 meses após a braquiterapia. O aumento do PSA pode também ser um sinal precoce de implantação inadequada ou de doença metastática em doentes com cancro da próstata **(Das et al., 2002).**

Braquiterapia combinada e radioterapia de feixe externo:

No entanto, tem havido um interesse significativo em adicionar a EBRT e/ou a terapia hormonal à braquiterapia intersticial com o objetivo de melhorar ainda mais os resultados em doentes com doença de risco intermédio e elevado, abordando a doença regional e/ou micrometastática **(Zelefsky et al., 2001).**

A maior experiência clínica com a braquiterapia HDR para o cancro da próstata envolve a sua combinação com a EBRT. Neste contexto, a EBRT é utilizada para tratar a próstata e os tecidos pélvicos (por exemplo, vesículas seminais), nos quais podem existir depósitos microscópicos de cancro. A dose padrão de EBRT varia um pouco de uma instituição médica para outra. Geralmente, são administrados 3600 cGy a 5000 cGy em 20 a 28 sessões de tratamento diárias.

A braquiterapia prostática de alta taxa de dose é utilizada para administrar uma dose adicional de 1200 cGy a 3000 cGy à próstata (**Galafae et al., 2006**).

A braquiterapia de alta taxa de dose pode ser efectuada antes da EBRT, após a sua conclusão, ou no meio deste componente da RT. Neste contexto, a braquiterapia HDR é utilizada para administrar uma dose elevada de radiação ao alvo, a fim de melhorar o controlo do tumor sem aumentar o risco de lesões nos órgãos saudáveis circundantes **(Hasan et al., 2007).**

A combinação de braquiterapia HDR e EBRT parece ser bem tolerada pela maioria dos doentes. Os efeitos adversos gastrointestinais graves ocorrem normalmente em menos de 1% dos doentes e os efeitos adversos gastrointestinais moderados ocorrem em cerca de 5% dos doentes. Da mesma forma, não é aparente a ocorrência de eventos adversos geniturinários graves, que consistem principalmente em estenose uretral que responde à dilatação **(Guix et al., 2007**).

A incontinência urinária foi registada em menos de 4% dos doentes, ocorrendo principalmente apenas na venda de TURP anterior ou posterior. Foi referido que a função erétil é preservada em aproximadamente dois terços dos doentes com cancro da próstata após a terapia combinada **(Demanes et al., 2005).**

Na realização de braquiterapia HDR isolada, têm sido utilizadas 1 ou 2 sessões de implantação para administrar 600 cGy a 950 cGy cada, para uma dose total de 3800 cGy a 5400 cGy. Esta abordagem tem proporcionado excelentes resultados a médio prazo no que respeita à ausência de recidiva bioquímica em determinados grupos de doentes com cancro da próstata.

As recomendações sobre HDR em braquiterapia foram demonstradas em (**Mark et al., 2007**).

A braquiterapia de alta taxa de dose tem uma série de vantagens em relação à LDR, que são específicas do paciente e do alvo. Estas são resumidas a seguir:

1. O tempo total de tratamento é reduzido de várias semanas com LDR para alguns minutos com HDR.
2. A HDR melhora significativamente a distribuição da dose de radiação devido à capacidade de modular e controlar com precisão a posição espacial da fonte e variar o tempo de permanência da fonte durante o tratamento.
3. A otimização intra-operatória (ou em tempo real) utilizada com a HDR permite a seleção ideal da colocação da agulha em tempo real e uma melhor orientação da posição da fonte, modulando assim a intensidade com o potencial de limitar a toxicidade do tratamento.
4. A HDR pode reduzir significativamente o custo do tratamento porque as fontes radioactivas não são compradas por cada caso tratado, como acontece com a LDR.
5. Existem vantagens em termos de segurança e proteção contra a radiação com a HDR, uma vez que o doente não está radioativo quando regressa a casa. A fonte de radiação única HDR é recolhida para dentro do robot após a conclusão do tratamento.

6. Existem múltiplas considerações radiobiológicas que favorecem a HDR, uma vez que o tratamento é administrado em vários minutos, durante os quais não pode ocorrer a repopulação, o ciclo celular e a recuperação de danos subletais.

A maioria das séries de monoterapia utilizaram a técnica LDR com sementes de iodo-125 (125I) ou sementes de paládio-103 (103Pd), a braquiterapia HDR com irídio-192 (192Ir) está a ganhar popularidade (**Grills et al. 2004**).

Em resumo:

A braquiterapia isolada é pelo menos tão eficaz como a cirurgia ou a EBRT de alta dose em doentes de baixo risco.

Em doentes de risco intermédio e elevado, a braquiterapia em combinação com a EBRT e/ou a terapia hormonal é tão ou mais eficaz do que a cirurgia ou a radioterapia de feixe externo (**Zelefsky et al., 2001**).

Braquiterapia prostática HDR:

- Permite a administração de doses muito elevadas de radiação (>95 Gy BED) à próstata com uma poupança significativa da dose de radiação no reto e na uretra, diminuindo assim a toxicidade.
- Foram obtidos resultados semelhantes em três instituições diferentes quando utilizado como reforço e em duas instituições quando utilizado como monoterapia para substituir as sementes permanentes.
- Não deixa o doente radioativo após o procedimento, nem irradia intra-operatoriamente os urologistas, oncologistas de radiação, anestesistas e pessoal do bloco operatório.

HDR como um impulso:

- Excelentes resultados a longo prazo para os doentes com factores de risco intermédio e elevado, em particular com pontuações de Gleason >8.
- A utilização de um curto período de tratamento neoadjuvante com androgénios
- A terapia de privação tem um efeito prejudicial, aumentando as metástases à distância e as metástases relacionadas com o cancro e diminuindo a sobrevivência. Muito provavelmente relacionado com o atraso na terapia curativa por radiação de alta dose.
- Quando a HDR boost foi comparada com a prostatectomia retropúbica, a HDR melhorou a ausência de metástases à distância em 10 anos para os doentes com pontuações de Gleason 7 e 8-10.
- Verifica-se uma melhoria dos resultados com doses (BED) superiores a 95 Gy.

HDR como monoterapia:

- Aos 5 anos, o controlo bioquímico, a sobrevivência específica da causa e a sobrevivência global são iguais quando comparados com as sementes permanentes.
- A HDR produziu menos toxicidade genitourinária crónica de grau 1 em comparação com as sementes permanentes.
- Melhoria muito significativa das taxas de disfunção erétil, de 41% com sementes permanentes para 61% com HDR.
- Económica, uma vez que as sementes não têm de ser compradas para cada paciente **(Alvaro Martinez et al., 2008).**

Ultra-sons focalizados de alta intensidade (HIFU) :

A energia acústica pode ser utilizada com a focalização dos ultra-sons para gerar calor no interior da glândula prostática, ablacionando assim lesões focais ou toda a glândula. Os ultra-sons focalizados de alta intensidade (HIFU) aplicados por via transrectal podem elevar a temperatura do tecido da próstata até 100°C (**Madersbacher et al., 1995**). O mecanismo de ação da HIFU envolve a interação mecânica das ondas de ultra-sons com o tecido, produzindo calor coagulante, alta pressão, bolhas de cavitação e radicais livres quimicamente activos que acabam por induzir a destruição do tecido por necrose de coagulação (**Chapelon et al, 1999**).

O tratamento é efectuado sob anestesia geral ou raquidiana e demora 1 a 4 horas, dependendo do volume da próstata, que não deve exceder 40 ml. A mucosa rectal é arrefecida (**Blana et al, 2004**) e é frequentemente realizada uma ressecção transuretral limitada da próstata ou uma incisão no colo da bexiga no início do procedimento para reduzir o risco de retenção urinária pós-operatória (**Chaussy e Thuroff, 2003).**

Os efeitos adversos associados à HIFU de resgate incluem fístula rectouretral em 6%, incontinência grave em 7% e estenose do colo da bexiga em 17% (**Gelet et al, 2004**). O procedimento é geralmente bem tolerado; o efeito secundário mais comum é a retenção urinária aguda, que ocorre em cerca de 20% dos doentes. Outras complicações potenciais são a fístula urinária, a incontinência, a estenose uretral e a dor perineal. Os resultados iniciais relatam uma taxa de sobrevivência livre de progressão de 70% com um seguimento médio de 23 meses. Os critérios de progressão utilizados foram qualquer achado de biopsia cancerígena ou um aumento do PSA superior a 0,4 ng/mL, mas a durabilidade das respostas não foi documentada (**Blana et al., 2004**).

A HIFU também tem sido utilizada para tratar falhas de radiação, mas foram comunicados resultados limitados **(Gelet et al., 2004**). De um modo geral, não existe informação suficiente para recomendar a HIFU como terapia padrão **(Alan et al., 2007**).

2.10Terapia hormonal

As células prostáticas normais e malignas são sensíveis aos androgénios. Existem duas fontes principais de androgénios: os testículos, que produzem testosterona (95% de todos os androgénios), e as glândulas supra-renais (desidroandrosterona, sulfato de desidroandrosterona e androstenediona). Os testículos e, em menor grau, as glândulas supra-renais estão sob o controlo do lobo anterior da hipófise. A hormona luteinizante (LH) estimula a produção de testosterona pelos testículos. A secreção da hormona luteinizante está sob o controlo da hormona libertadora da hormona luteinizante hipotalâmica (LH-RH). A produção de LH-RH é pulsátil. É reduzida em função do nível sérico de testosterona (mecanismo de feedback) (**Fig. 17**) **(Droz et al., 2002).**

Existem receptores androgénicos específicos nas células da próstata normais e malignas que permitem a internalização da testosterona. A testosterona é então transformada em dihidrotestosterona (DHT), a forma ativa da hormona, que é transportada para o núcleo onde induz a proliferação celular. As manipulações medicamentosas e hormonais têm mecanismos de ação diferentes **(Droz et al., 2002).**

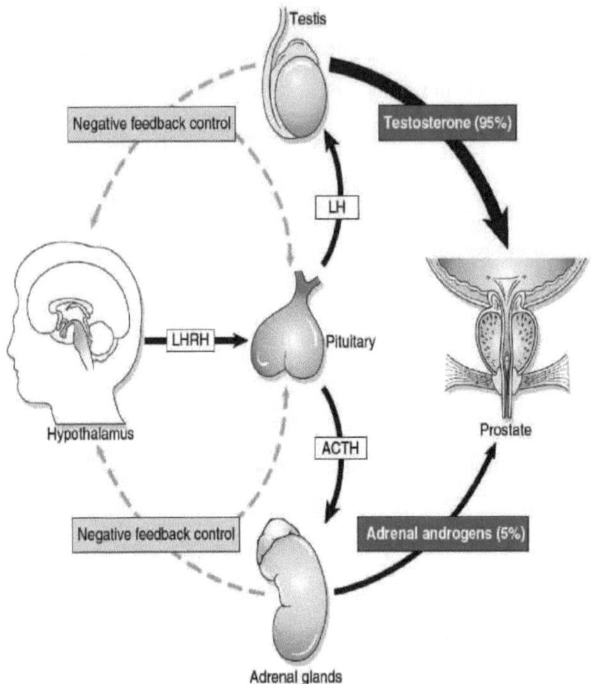

Fig. 17: O eixo hipotálamo-hipófise-testicular é responsável por cerca de 95% do estímulo androgénico para a próstata. Os restantes 5% provêm das glândulas supra-renais e podem ser bloqueados por antiandrogénios **(David et al., 2008)**

A terapia hormonal (TH) é um tratamento contra o cancro que remove as hormonas ou bloqueia a sua ação e impede o crescimento das células cancerígenas. São utilizados medicamentos, cirurgia ou outras hormonas para reduzir a produção de hormonas masculinas ou impedir a sua ação. A terapia hormonal utilizada no tratamento do cancro da próstata pode incluir : Agonistas da hormona libertadora da hormona luteinizante (LHRH-agonista), antiandrogénios, bloqueadores da glândula suprarrenal, orquiectomia e estrogénios. A terapêutica hormonal pode controlar a doença, aliviar os sintomas e melhorar o desempenho. Se o tumor canceroso for grande, a terapêutica hormonal pode ser iniciada aquando da radioterapia e continuada durante vários anos. A TH é por vezes utilizada isoladamente, mas é mais frequentemente utilizada em combinação com outros tratamentos, como a radiação ***(Al-Mamgani et al., 2009)***.

A terapêutica hormonal nunca é curativa; no entanto, muitos doentes apresentam remissões a longo prazo. A orquiectomia bilateral e a administração de estrogénios foram largamente substituídas por análogos da hormona libertadora da hormona luteinizante. Os antiandrogénios produzem menos disfunção sexual e osteoporose, mas apresentam um maior risco de complicações cardiovasculares adversas. A terapêutica primária de privação de androgénios pode ser adequada para homens mais velhos, para aqueles com co-morbilidades médicas significativas que impedem a utilização de terapêutica curativa ou para aqueles que não desejam submeter-se a terapêutica curativa. Existem poucos dados contemporâneos publicados sobre homens tratados com terapia hormonal primária para cancro da próstata clinicamente localizado **(Sharifi et al., 2005).**

A terapêutica de privação de androgénios (ADT) é habitualmente utilizada no tratamento do cancro da próstata. A ADT pode ser efectuada utilizando um agonista da LHRH (castração médica) ou orquiectomia bilateral (castração cirúrgica), que são igualmente eficazes. Bloqueio androgénico combinado, que significa castração médica ou cirúrgica combinada com antiandrogénio (**National Comprehensive Cancer Network guidelines, versão 4. 2011**).

Os doentes com cancro da próstata recorrente tratados apenas com manipulação hormonal têm frequentemente doença assintomática. Neste caso, o objetivo da terapia é retardar a doença sintomática que pode exigir terapias mais agressivas com maior toxicidade **(Sharifi et al., 2005).**

Os análogos da GnRH são capazes de reduzir a regulação dos receptores hipofisários e, consequentemente, a síntese e libertação de LH pela glândula pituitária anterior e de testosterona gonadal pelas células de Leydig nos testículos. Os análogos da GnRH são compostos agonistas sintéticos várias vezes mais potentes do que a hormona natural. Estes análogos superagonistas induzem inicialmente um curto aumento da testosterona sérica (T) [pico em cerca de 48 h], o que é conhecido como um surto endócrino e pode estar associado a um surto clínico da doença em cerca de 10% dos doentes **(Eisenberger et al., 1986).**

Atualmente, a privação de androgénios é habitualmente realizada utilizando um análogo da LHRH com ou sem um antagonista adicional dos receptores de testosterona. Os efeitos secundários mais frequentes são a perda da libido, o cansaço geral e os afrontamentos: os casos graves podem também envolver desmineralização óssea, fracturas, atrofia muscular e perturbações metabólicas. De acordo com vários relatórios, os afrontamentos muito stressantes devem ser esperados com mais frequência sob medicação análoga à LHRH do que após orquiectomia **(Smith et al, 2002).**

Os antiandrogénios (AA) são compostos que se ligam de forma competitiva ao recetor de androgénios, impedindo assim a sua ativação em DHT e T. Os AA são geralmente agrupados em compostos esteróides e não esteróides. Entre os AA esteróides encontram-se o acetato de megestrol e o acetato de ciproterona. Estes compostos são ambos agentes progestagénicos e, por conseguinte, também exercem alguns dos seus efeitos noutros locais do eixo hipófise-hipotálamo-gonadal, incluindo a inibição das gonadotrofinas hipofisárias e da produção de androgénios gonadais **(Laufer et al., 2000)**. Os AA não esteróides são compostos que competem com a DHT e a T pela ligação aos receptores de androgénios (AR). Os AA não esteróides aprovados nos EUA são a flutamida, a bicalutamida e a nilutamida (**Schellhainmmeret *al., 1997*).**

A combinação da supressão androgénica neoadjuvante e da radioterapia de feixe externo pode melhorar o controlo do tumor através de 3 mecanismos possíveis: citorredução do volume tumoral por apoptose induzida pela supressão androgénica (ou seja, morte celular programada) de células tumorais dependentes de androgénios, aumento do efeito de morte das células tumorais devido a danos induzidos pela radiação que conduzem a vias alternativas para a apoptose e redução da hipoxia intratumoral que resulta numa melhor sensibilidade à radiação **(Gleave et al., 2001).**

Existem provas de que a terapêutica hormonal neoadjuvante reduz o volume da próstata. No caso de doentes de baixo risco (< T2b e Gleason score < 7 e PSA < 10), não existem (atualmente) provas de uma vantagem da terapia hormonal combinada com a EBRT. No que respeita aos doentes de alto risco, a combinação de terapia hormonal e EBRT pode ser considerada como o padrão de tratamento. Para os doentes de risco intermédio, não existe uma recomendação clara. Uma terapia hormonal de curta duração (por exemplo, 6 meses) pode melhorar a sobrevivência num subgrupo de doentes **(Moser et al., 2008).**

O tratamento hormonal adjuvante foi comparado com a observação até à progressão clínica em doentes com doença linfonodal mínima após dissecção de gânglios linfáticos pélvicos e prostatectomia radical. A mortalidade específica da doença e a mortalidade global foram significativamente melhores nos doentes tratados com privação de androgénios adjuvante **(Messing el al., 2006)**. Uma grande quantidade de dados apoia o tratamento hormonal adjuvante após radioterapia de feixe externo para o cancro da próstata localmente avançado. Foi demonstrado que a terapêutica hormonal adjuvante iniciada com radioterapia melhora significativamente a sobrevivência global e específica da doença neste contexto. De um modo geral, os doentes de alto risco parecem beneficiar da privação imediata de androgénios após a radioterapia de feixe externo, ao passo que nos estádios mais precoces as diferenças tendem a diminuir **(Sharifi el al., 2005).**

Foi referido que a terapêutica adjuvante imediata com agonistas da LHRH ou a castração cirúrgica por orquiectomia bilateral demonstraram melhorias na sobrevivência global e livre de progressão dos doentes tratados com radioterapia convencional **(Pilepich et al., 2005).**

O papel potencial dos antiandrogénios não esteróides como alternativa à castração (médica ou cirúrgica) no tratamento do cancro da próstata precoce tem sido alvo de grande interesse nos últimos anos, uma vez que estes agentes oferecem potenciais benefícios em termos de qualidade de vida em relação à castração em termos de interesse sexual, capacidade física e manutenção da densidade mineral óssea **(Sieber et al., 2004).**

Os antiandrogénios não esteróides (bicalutamida, flutamida, nilutamida) inibem competitivamente a atividade dos androgénios no recetor de androgénios e mantêm ou mesmo aumentam o nível sérico de testosterona. A bicalutamida é considerada o fármaco mais bem tolerado e mais extensivamente estudado deste grupo. Em comparação com a castração médica, verificou-se que a monoterapia com bicalutamida aumenta a densidade óssea, diminui a acumulação de gordura e tem menos efeitos adversos. A ginecomastia e a dor mamária são efeitos secundários frequentes da monoterapia com bicalutamida ***(Iverse 2003).***

O bicalutamideearly Prostate Cancer Program demonstrou que o tratamento precoce com bicalutamida pode atrasar a progressão objetiva do cancro da próstata, independentemente da forma como o tumor foi inicialmente tratado. No entanto, considerando a sobrevivência global, apenas se verificou uma vantagem no contexto da radioterapia de feixe externo para o cancro da próstata localmente avançado. No total, os doentes com doença localizada não beneficiaram do tratamento precoce com bicalutamida **(Moser et al., 2008).**

Bloqueio completo dos androgénios:

Foi sugerido que, após a ablação das gónadas, as células cancerosas da próstata continuavam a apresentar um crescimento tumoral dependente de hormonas clinicamente significativo. Isto deveu-se principalmente aos efeitos dos androgénios de origem adrenal. Para neutralizar os efeitos dos androgénios supra-renais, foi proposta a utilização combinada de castração cirúrgica ou médica com um AA não esteroide, tendo esta abordagem sido promovida como bloqueio completo dos androgénios (CAB) **(Labrie et al., 1999).**

Foi demonstrado que existe uma vantagem de sobrevivência nos homens que recebem antiandrogénios não esteróides em conjunto com um agonista da LHRH ou orquiectomia cirúrgica em comparação com a castração isolada **(Brawer, 2006).**

Foi observado *um* benefício de sobrevivência naqueles que receberam bicalutamida em comparação com os homens que receberam flutamida mais castração. Os investigadores concluíram que a utilização de bicalutamida mais castração resultou numa redução de 20% no risco de morte em comparação com a castração isolada ***(Schellhammer et al., 1997).***

Terapia intermitente de privação de androgénio:

Foi referido que a supressão de androgénios provoca uma alteração nas células estaminais de um fenótipo dependente de androgénios para um fenótipo independente de androgénios. Uma vez que se pensa que esta progressão para a independência androgénica começa cedo após o início do tratamento, a interrupção da privação androgénica antes da ocorrência desta alteração deve restaurar o potencial apoptótico e ajudar as células tumorais a permanecerem sensíveis ao reinício do tratamento. O tempo de progressão para a independência androgénica foi triplicado com a privação intermitente de androgénios (IAD) em comparação com a terapêutica contínua (Bhandari et al., 2005).

A estratégia subjacente à DAI consiste, portanto, em alternar o bloqueio dos androgénios com a interrupção do tratamento, permitindo a recuperação hormonal entre os períodos de tratamento. O tratamento é continuado até que o PSA atinja um nadir, sendo depois interrompido, permitindo que a testosterona sérica aumente para níveis normais; quando o PSA sobe para um nível pré-determinado, o tratamento é reiniciado **(Higano 2006).**

Foi sugerido que os homens com insucesso local ou bioquímico após radioterapia beneficiariam da DAI, uma vez que estão livres de tratamento durante períodos de tempo mais longos e, por isso, têm menos probabilidades de desenvolver doença refractária às hormonas. Foi referido que a DAI era também superior à privação contínua de androgénio (DAC) em doentes com cancro da próstata pouco diferenciado (CaP) ou sem metástases ósseas clinicamente aparentes **(De Levai et al., 2002).**

Os doentes com maior probabilidade de beneficiar são aqueles com CaP localmente avançado, com ou sem metástases nos gânglios linfáticos, mas sem qualquer evidência de metástases ósseas, embora alguns doentes com doença metastática mínima possam ser candidatos. Além disso, os doentes com falência bioquímica após terapêutica radiológica ou cirúrgica do CaP, os que não toleram os efeitos secundários da CAD e os que desejam manter-se sexualmente activos parecem ser bons candidatos. No entanto, o tratamento deve ser limitado àqueles que podem cumprir um acompanhamento rigoroso **(Abrahamsson, 2010).**

Manipulação hormonal secundária:

Cerca de 2 a 3 anos após a terapia primária de privação de androgénios (PADT), a maioria dos doentes desenvolve cancro da próstata resistente às hormonas (HRPC), sendo o aumento dos níveis de PSA o principal sinal de doença recorrente. Entre estes doentes, a sobrevivência mediana diminui drasticamente para cerca de 18 meses, sem que, até à data, nenhum tratamento eficaz tenha melhorado significativamente a sobrevivência **(Heidenreich et al, 2005).**

Para o tratamento posterior do doente, é importante distinguir entre cancro da próstata androgénio-independente (AIPC) e HRPC, uma vez que os doentes com AIPC podem ainda beneficiar de tratamento hormonal adicional **(Newling et al.,1997).**

1. **Terapia de retirada de antiandrogénio;**

Quando ocorre uma progressão bioquímica no âmbito da terapêutica primária de privação de androgénios (PADT), o antiandrogénio deve ser descontinuado, uma vez que até 20-30% dos doentes com PADT apresentam uma resposta bioquímica após a descontinuação. Verifica-se um declínio sustentado dos níveis séricos de PSA após a interrupção do antiandrogénio (flutamida) e, >50% de diminuição do PSA em 13% dos doentes com resposta objetiva em aproximadamente 2% apenas com a terapêutica de retirada do antiandrogénio **(Lam et al., 2006).**

2. **Terapia antiandrogénica de segunda linha**: Os efeitos da terapia antiandrogénica, esteroide e não esteroide, podem ser utilizados como terapia de segunda linha através do bloqueio do AR. A bicalutamida, a flutamida e a nilutamida foram avaliadas quanto à capacidade de induzir respostas bioquímicas ou sintomáticas, hipoteticamente devido a diferentes interações funcionais com o RA **(Daskivich & Oh 2006).**

Os doentes tratados com doses mais elevadas de bicalutamida (150 mg a 200 mg). 20-40% obtiveram uma redução superior a 50% do PSA sérico após PADT. A bicalutamida é moderadamente eficaz em alguns doentes com cancro da próstata independente dos androgénios, nomeadamente naqueles que receberam flutamida anteriormente no seu tratamento médico anterior **(Kucuk et al., 2001).**

3. **Inibidores dos androgénios supra-renais:**

Até 10% dos androgénios são normalmente segregados pelas glândulas supra-renais. Foi demonstrado que uma inibição da produção de testosterona resulta num alívio sintomático ou num declínio do PSA após o fracasso da PADT (Moser et al., 2008).

Exemplos de inibidores dos androgénios supra-renais:

a. **Corticosteróides:**

Os corticosteróides são frequentemente utilizados num contexto altamente paliativo para reduzir a dor na doença avançada com metástases ósseas. Estudos demonstraram uma redução da dor em até 40% dos homens tratados com prednisona, dexametasona ou hidrocortisona **(Tannock et al., 1996).** Foi sugerido um benefício para a qualidade de vida na AIPC quando tratada com doses diárias de 7,5-11 mg. Este grupo de fármacos inibe a secreção da hormona adrenocorticotrópica, induzindo um feedback negativo e acabando por diminuir a produção de testosterona nas glândulas supra-renais. Verificou-se uma diminuição dos níveis de PSA após o tratamento com 40 mg/dia de hidrocortisona **(Kelly et al.. 1995).**

b. **Cetoconazol:**

Este inibidor da síntese do colesterol é geralmente utilizado como tratamento antifúngico "temporário" que interfere com o citocromo 3A4, suprime a testosterona suprarrenal e pode mesmo ter efeitos citotóxicos diretos nas células cancerosas da próstata. O cetoconazol em doses elevadas (400 mg *3* vezes por dia), isoladamente ou em combinação com hidrocortisona, registou taxas de resposta divergentes de 50% em 27-62% dos doentes **(Lam et al., 2006).**

As toxicidades associadas à terapêutica, como náuseas, diarreia, insuficiência hepática ou alterações cutâneas, podem ser motivos para interromper esta abordagem, mas foi confirmado que o cetoconazol em dose baixa está associado a uma taxa de resposta de PSA comparável à do cetoeonazol em dose elevada como terapêutica hormonal secundária em doentes com AIPC. O tratamento com cetoconazol em dose baixa (200 mg 3 vezes por dia) deve ser considerado vantajoso na terapêutica de segunda linha **(Nakabayashiet al., 2006).**

c. **Aminoglutetimida**:

Os inibidores da esteroidogénese suprarrenal mostraram inicialmente resultados promissores com respostas de PSA de 30% quando combinados com um corticosteroide.

Em combinação com esteróides, foi encontrada uma resposta de 30% **(Sartor et al.,1994).**

4. **Estrogénios**:

Os receptores de estrogénio estão sobre-expressos no tecido do cancro da próstata avançado, o que justifica a aplicação clínica e a investigação de terapias com estrogénio. O resultado da supressão da produção da hormona libertadora da hormona lutenizante da glândula pituitária é alcançado dentro de 1-2 semanas. Num estudo em que o dietilstilbestrol (DES) foi administrado a 1 mg/dia em 11 doentes após a retirada dos antiandrogénios, 43% deles registaram um declínio do PSA superior a 50% e a sobrevivência aos 2 anos foi de 63% **(Smith et al., 1998).**

Os principais problemas associados à terapêutica oral com DES foram os efeitos secundários graves, com um terço dos doentes a desenvolver uma trombose venosa profunda e 7% a sofrer de enfarte do miocárdio ou ataques isquémicos, pelo que a aplicação de doses orais diárias mais elevadas de 1 mg/dia foi omitida. Os desenvolvimentos nas terapias transdérmicas à base de estrogénios demonstraram induzir respostas de PSA superiores a 50%, praticamente sem toxicidade cardiovascular, em comparação com os estrogénios tradicionais **(Ockrim et al., 2003).**

A utilização de estrogénios transdérmicos que impedem o metabolismo hepático de primeira passagem, o que evita os efeitos de indução de enzimas hepáticas num risco cardiovascular substancialmente reduzido, pode trazer um renascimento da terapêutica com estradiol **(Ockrim et al, 2006).**

5. **Progetins**

O acetato de megestrol, o acetato de medroxiprogesterona e o acetato de ciproterona foram avaliados e utilizados no tratamento da AIPC. Todos demonstraram algum grau de resposta do PSA, benefícios para a saúde em geral e redução da dor causada pela doença metastática no osso, sendo que os principais efeitos secundários incluem toxicidade hepática, tromboflebidades e retenção de líquidos (Torri & Floriani, 2005).

2.11Quimioterapia

As decisões de tratamento devem ser individualizadas com base nas caraterísticas do tumor, nos dados de eficácia, no perfil de toxicidade, na conveniência da programação e no impacto na qualidade de vida, bem como nas estatísticas de sobrevivência **(Tannock et al., 2004).**

De um modo geral, os agentes citotóxicos não demonstraram alterar os níveis de PSA independentemente das suas respostas clínicas, mas foi recomendado que os novos agentes examinem o efeito na expressão do PSA de forma independente antes de entrarem em ensaios em grande escala **(Andrew, 2008).**

Não há provas de que uma terapia mais precoce resulte numa melhoria proporcional do resultado. Por conseguinte, reservamos a quimioterapia para os doentes com metástases progressivas e sintomáticas independentes dos androgénios **(Hagop et al., 2005).**

A utilização de quimioterapia em doentes de alto risco como tratamento neoadjuvante ou adjuvante da terapêutica local, bem como em doentes de alto risco não metastáticos com recidiva apenas por PSA, é uma área ativa de investigação clínica e estes doentes devem ser encorajados a participar em ensaios clínicos para responder a estas questões **(Andrew, 2008)**.

Fundamentação para a utilização de quimioterapia:

1- A quimioterapia palia a progressão sintomática da doença e deve ser reservada para os doentes com sintomas que apresentam um risco acrescido.

2- Os regimes baseados em docetaxel resultam numa melhoria da sobrevivência em doentes com cancro metastático androgénio-independente.

3- A mitoxantrona e a prednisona resultam em paliação e devem ser reservadas como terapêutica de segunda linha.

4- Os cancros de pequenas células da próstata respondem à quimioterapia (etoposido e cisplatina).

A utilização de quimioterapia no carcinoma de pequenas células da próstata é menos controversa (**Mathew et al., 2004**).

O conceito de que o cancro da próstata metastático refratário às hormonas é uma doença quimio-resistente foi posto em causa por ensaios clínicos recentes **(Andrew, 2008)**.

Os doentes com níveis crescentes de PSA, apesar de mais manipulações hormonais, correm o risco de desenvolver cancro da próstata refratário às hormonas (HRPC). De acordo com as diretrizes da Associação Europeia de Urologia (EAU). Estes doentes devem preencher os seguintes critérios para serem considerados como tendo HRPC: (1) progressão clínica e/ou radiológica. (2) Três subidas consecutivas do PSA com 2 semanas de intervalo, com um aumento de 50% em relação ao "nadir" e (3) progressão do PSA apesar das manipulações hormonais secundárias com manutenção de níveis castrados de testosterona. Dependendo das caraterísticas na apresentação, estes doentes com HRPC podem ter uma sobrevivência média de 4-20 meses (**Aus etal., 2005**).

Nas últimas décadas, tem sido efectuada muita investigação sobre o HRPC e o seu tratamento. No entanto, apenas foi desenvolvido um regime de quimioterapia que prolonga significativamente a sobrevivência dos doentes com HRPC (**Aus et al., 2005).**

O cancro da próstata metastático refratário às hormonas continua a ser uma doença incurável, mas a quimioterapia tem vindo a desempenhar um papel importante no prolongamento da sobrevivência dos doentes com parâmetros de qualidade de vida significativos e tem gerado otimismo quanto aos progressos, tanto entre os médicos como entre os doentes **(Andrew, 2008).**

As taxas de resposta mensurável do cancro da próstata metastático à quimioterapia com um único agente variaram entre 10% e 30%, enquanto as taxas de resposta à quimioterapia com múltiplos agentes variaram entre 20% e 60% (**Beer, 2004**).

As antraciclinas: incluindo a doxorrubicina, a epirrubicina e a doxorrubicina lipossómica, demonstraram uma atividade modesta contra o CPRC". A mitoxantrona, uma antraquinona mais suave e bem tolerada, foi extensivamente avaliada em doentes com PCa refratário a hormonas e com dor. Os doentes recebem mitoxantrona 12 mg/m2 mais prednisona (MP) ou apenas prednisona (10 mg diários), sendo a resposta paliativa o objetivo final primário (**Harris et al., 2002**).

Foi observada uma resposta paliativa em 23 dos 80 doentes (29%) que receberam MP e em 10 dos 81 doentes (12%) que receberam apenas prednisona. A duração da paliação foi mais longa nos doentes que receberam MP (mediana de 43 versus 18 semanas), sem diferença na sobrevivência global. O tratamento foi extremamente tolerável e foram registadas respostas de PSA em 33% dos doentes com a combinação, em comparação com 12% dos doentes que receberam apenas prednisona (**Sonpavdeet al., 2006**).

Estudo de Tannock et al. que demonstra o efeito paliativo de doses modestas de mitoxantrona em doentes com cancro muito avançado. Outros incluem os estudos recentemente publicados que demonstram a utilidade do docetaxel no cancro independente dos androgénios **(Tannock et al., 2004).**

Ensaios recentes sugeriram que o tratamento com fármacos de platina isoladamente ou em combinação com taxanos pode ter uma atividade clínica importante (**Oh et al., 2007).**

Quimioterapia de platina de primeira linha para o cancro da próstata

A cisplatina foi o tratamento mais comum no período de tempo anterior à avaliação do PSA. Vinte e cinco doentes foram tratados com um regime de 50-75 mg/m2 de cisplatina de agente único a cada 3 semanas (**Yagoda et al., 1979)**. Doze por cento dos doentes obtiveram uma resposta parcial e a avaliação com os critérios do Projeto Nacional de Cancro da Próstata indicou 24 doentes com doença estável. A cisplatina em combinação com outros fármacos é ativa no CRPC. Um ensaio multiagentes de fase II com cisplatina e doxorrubicina registou benefícios clínicos em 24% dos doentes, bem como uma melhoria mensurável da fosfatase ácida prostática em 21% dos doentes. Outros ensaios avaliaram a cisplatina com os seguintes agentes: doxorrubicina mais 5-flourouracil, estrôncio-89, etopsida mais pirarubicina, mitoxantrona, estramustina mais etoposido e calcitriol mais dexametasona (**Flaig et al., 2006**).

Os radiofármacos desenvolvidos para o tratamento de metástases ósseas dolorosas mais frequentemente utilizados no cancro da próstata incluem o estrôncio-89 (Sr-89) e o samário-153 (**National Comprehensive Cancer Network guidelines, versão 4.2011**).

A comparação entre o estrôncio-89 (89Sr) com e sem cisplatina num ensaio aleatório de Fase III mostrou resultados mistos. Setenta doentes com CRPC com metástases ósseas dolorosas foram avaliados com pontos finais de estudo de paliação da dor óssea aos 2 meses, aparecimento de nova dor óssea, progressão das metástases ósseas e sobrevivência. A cisplatina foi administrada por perfusão três vezes em 11 dias até uma dose total de 50 mg/m2 antes e depois da 89Sr. A melhoria da dor aos 2 meses foi de 91% para a terapêutica combinada e 63% para a 89Sr isolada. A progressão das metástases ósseas foi de 64% versus 27% favorecendo o agente único. Não se registaram diferenças significativas no aparecimento de novas metástases ósseas ou na sobrevivência A carboplatina é uma quimioterapia de platina de segunda geração com um perfil de toxicidade diferente do da cisplatina. O estudo de Jungi et al. tratou 27 doentes com CRPC com 400 mg/m2 de carboplatina de 28 em 28 dias. Treze dos 27 doentes apresentaram uma diminuição da dor, uma melhoria do estado de desempenho e uma estabilização das metástases, o que resultou numa taxa de resposta com benefício clínico de 48%. Castagneto et al. relataram um estudo que avaliou 27 doentes com CRPC tratados com 150 mg/m2 semanalmente durante 3 ou 4 semanas. O declínio do PSA, 50% foi alcançado por 26,9% dos doentes após o tratamento. Estes ensaios sugerem claramente que a carboplatina tem uma atividade definitiva, embora moderada, no CRPC, mesmo com vários esquemas de tratamento semanais ou mensais.

A mitoxantrona é um derivado da antracenediona desenvolvido na década de 1970, uma descoberta do programa de química sintética da Divisão de Investigação Medicinal da

American Cyanamid Company. A partir desta classe original de compostos com efeitos imuno-moduladores e atividade significativa contra tumores murinos, a mitoxantrona foi selecionada para desenvolvimento posterior com base na sua potência e excelente atividade tumoral. A mitoxantrona é citotóxica tanto para as células em proliferação como para as que não proliferam. A utilização de mitoxantrona tem sido associada a cardiotoxicidade. A cardiotoxicidade pode ocorrer em qualquer altura durante a terapêutica com mitoxantrona e o risco aumenta com a dose cumulativa. A insuficiência cardíaca congestiva (ICC), potencialmente fatal, pode ocorrer durante o tratamento com mitoxantrona ou meses a anos após o fim do tratamento.

A mitoxantrona foi aprovada em 1996 para utilização em combinação com corticosteróides como quimioterapia inicial para o tratamento de doentes com dor relacionada com cancro da próstata avançado resistente à castração (CRPC)).

A mitoxantrona e a prednisona têm quase o dobro da resposta da prednisona isolada, com respostas significativamente mais duradouras. Como agente único, a mitoxantrona tem atividade paliativa e é bem tolerada em doentes idosos. Em vários estudos aleatórios de grande dimensão, a mitoxantrona mais prednisona demonstrou reduzir a dor e aumentar a qualidade de vida dos doentes com CRPC, embora não prolongue a sobrevivência A dose de mitoxantrona para CRPC é de 12-14 mg/m2 administrada por via intravenosa (IV) a cada 3 semanas como uma perfusão intravenosa de 30 minutos, em combinação com um corticosteroide.

Docetaxel (Taxotere): É um taxóide com uma relação benefício/toxicidade mais fácil de gerir do que os agentes citotóxicos históricos utilizados no cancro da próstata, tendo demonstrado um benefício clínico e uma vantagem em termos de sobrevivência global em ensaios multi-institucionais recentes (Andrew, 2008). Trata-se de um taxano semi-sintético que se pensa exercer o seu efeito citotóxico através de, pelo menos, dois mecanismos distintos. Sabe-se que se liga às subunidades de tubulina, inibindo a desmontagem dos microtúbulos e conduzindo à apoptose. Foi também demonstrado que inativa a proteína antiapoptótica bcl-2, que está sobreexpressa nas células cancerosas da próstata e tem sido associada à quimioterapia e à resistência aos androgénios **(Leung etal., 2001)**.

O docetaxel é atualmente o padrão a partir do qual são adicionados outros agentes. Recentemente, vários ensaios clínicos combinaram carboplatina com um taxano (docetaxel ou paclitaxel) e estramustina e apresentaram resultados encorajadores **(Hahn et al., 2006)**.

O ensaio clínico TAX 327 comparou dois esquemas de docetaxel mais prednisona com mitoxantrona mais prednisona. (i) mitoxantrona 12 mg/m2 de 3 em 3 semanas, (ii) docetaxel 30 mg/m2 semanalmente durante 5 semanas de um ciclo de 6 semanas, ou (iii) docetaxel 75 mg/m2 de 3 em 3 semanas. Todos os doentes receberam também prednisona 10 mg por dia.

O endpoint primário deste estudo foi a sobrevivência global: os endpoints secundários incluíram a resposta do PSA, a resposta objetiva do tumor, a resposta à dor e os endpoints de qualidade de vida **(Tannock et al., 2004)**.

Os homens tratados com docetaxel em qualquer dos esquemas demonstraram um prolongamento significativo da sobrevivência global em comparação com a mitoxantrona. Esta melhoria na sobrevivência mediana foi significativa para o braço do docetaxel de 3 em 3 semanas em comparação com a mitoxantrona (18,9 vs. 16,5 meses), mas não para o docetaxel semanal: a sobrevivência mediana no braço do docetaxel semanal foi de 17,4 meses.

O docetaxel também demonstrou melhorias estatisticamente significativas nos endpoints secundários. Em comparação com a mitoxantrona, o docetaxel de 3 em 3 semanas também demonstrou melhorias estatisticamente significativas na taxa de resposta do PSA (45 vs. 32%) e na taxa de resposta à dor (35 vs. 22%). Os doentes que receberam docetaxel também registaram uma melhoria significativa nas medidas de qualidade de vida em comparação com os doentes tratados com mitoxantrona **(Tannock et al., 2004)**.

A neutropenia de grau 3-4 foi observada em 32% dos doentes no braço do docetaxel de 3 em 3 semanas, em comparação com 1,5% dos homens no braço do docetaxel semanal e 22% dos homens no braço da mitoxantrona. O comprometimento da fração de ejeção do ventrículo esquerdo foi mais comum no braço da mitoxantrona em comparação com os braços do docetaxel (22% no braço da mitoxantrona, 10% no braço do docetaxel de 3 em 3 semanas e 8% no braço do docetaxel semanal **(Petrylak et al., 2004)**.

Os inibidores dos microtúbulos têm historicamente demonstrado atividade no HRPC. O fosfato de estramustina (EMP), um derivado do estradiol ligado à mostarda nitrogenada, inibe a montagem e desmontagem dos microtúbulos. Outros inibidores dos microtúbulos, incluindo os alcalóides da vinca (vinblastina e vinorelbina), têm uma atividade modesta. A combinação de PEM com alcalóides da vinca parece ser sinérgica e melhora as taxas de resposta do PSA **(Oudard et al., 2001).**

Foi sugerido que o estramustme mais docetaxel era a mais ativa destas combinações. Foram registadas respostas de PSA que variaram entre 4 e 68%, e a sobrevivência média variou entre 13,5 e 20 meses. Embora este regime também pareça superior ao docetaxel mais prednisona, observa-se uma toxicidade significativa com a adição de estramustina. As náuseas e os vómitos de grau 3 são mais frequentemente notificados e a estramustina tem sido associada a uma taxa de trombose de aproximadamente 10%, muito provavelmente em resultado do seu componente estrogénico. Foi sugerida a utilização de anticoagulação profiláctica com varfarina de baixa dosagem e/ou aspirina **(Crawford et al., 2004).**

Embora a EMP possa melhorar a taxa de resposta e possivelmente a sobrevivência, não existem provas diretas que apoiem a utilização de estramustina em combinação com docetaxel. As toxicidades da estramustina também devem ser consideradas. A estramustina tem sido associada a acontecimentos adversos tromboembólicos e gastrointestinais significativos. Como resultado, a maioria dos médicos prescreve docetaxel a cada 3 semanas mais prednisona como terapia de primeira linha para HRPC (**Berry et al., 2004**).

Dada a vantagem de sobrevivência observada com a quimioterapia à base de docetaxel, continuam os esforços para identificar outros regimes activos à base de taxano. Os investigadores têm-se concentrado na combinação do docetaxel com outros agentes, tanto em regimes duplos como triplos. Por exemplo, os regimes duplos que combinam docetaxel com vinorelbina mostraram-se prometedores em ensaios comparativos **(Goodin et al., 2005)**.

A carboplatina surgiu como um complemento prometedor tanto para o paclitaxel como para o docetaxel. Num estudo sobre a combinação de docetaxel (70 mg/m2), carboplatina (AUC 5) e estramustina (280 mg três vezes por dia durante 5 dias) num ciclo de 21 dias. Dos 34 doentes avaliáveis, 68% demonstraram uma resposta de PSA: os doentes com doença mensurável apresentaram uma taxa de resposta de 52%. O tempo médio até à progressão foi de 8,1 meses e a sobrevivência global foi de 19 meses **(Oh et al., 2003)**.

Novos agentes quimioterápicos:

Embora se acreditasse anteriormente que os fármacos de platina tinham pouca atividade na CRPC, estes estudos recentes, que utilizaram parâmetros de paliação e de PSA, demonstraram benefícios clínicos. Além disso, os análogos da platina mais recentes e mais potentes, como a satraplatina e a picoplatina, demonstraram atividade no CRPC e foram estudados em ensaios clínicos recentes (**Sternberg et al., 2005**).

A oxaliplatina, um análogo da platina com um perfil de toxicidade favorável, mostrou resultados positivos em linhas celulares resistentes à cisplatina. Droz et al. avaliaram a atividade da oxaliplatina com e sem 5-fluorouracil em 54 doentes com CRPC num estudo de Fase II aleatório e multicêntrico. Foram registadas reduções do PSA em 11 e 19% dos doentes em cada braço, mesmo com mais de 50% da população de doentes já tratados com quimioterapia (incluindo cisplatina) (**Hay, 2000**).

A picoplatina é uma nova terapêutica com platina desenvolvida para ultrapassar a resistência à platina. Um estudo de fase I realizado por Breitz et al. demonstrou a eficácia em doentes com CRPC tratados com uma combinação de 120 mg/m2 de picoplatina e 75 mg/m2 de docetaxel com prednisona. Dezanove dos 32 doentes avaliados (59%) apresentaram uma resposta do PSA. Na ASCO 2008, Breitz et al. apresentaram um estudo de Fase II que incluiu 30 CRPC num regime de tratamento de 120 mg/m2 de picoplatina e 75 mg/m2 de docetaxel de 3 em 3 semanas mais prednisona 5 mg PO bid. Os dados actuais indicam que 59% dos doentes avaliáveis obtiveram uma resposta do PSA >50% de diminuição durante pelo menos 4 semanas, indicando que a quimioterapia com platina em combinação com a terapia atual pode ter benefícios potenciais para os doentes com CRPC (**Breitz et al., 2008**).

Fármacos de platina como terapia de segunda linha para CRPC:

A satraplatina é um agente oral de platina de terceira geração com eficácia in vitro contra linhas celulares de cancro da próstata resistentes aos taxanos. A satraplatina foi estudada em combinação com a prednisona em homens com CRHP que não receberam quimioterapia. Quando comparada com a prednisona isolada como terapêutica de primeira linha num doente com 50 anos, a combinação demonstrou uma melhor sobrevivência livre de progressão (5,2 versus 2,5 meses) e uma resposta do PSA (33,3% versus 8,7%) (**Sternberg et al., 2005**).

Representa dois análogos da platina que foram testados recentemente em ensaios clínicos. Os doentes foram tratados 2:1 com satraplatina 80 mg/m2 dias 1-5 durante 5 semanas com 5 mg de prednisona duas vezes por dia ou apenas com prednisona. Os doentes tratados com satraplatina mais prednisona demonstraram uma melhoria de 42% na sobrevivência livre de progressão (PFS) em comparação com a prednisona isolada, bem como um tempo prolongado para a progressão da dor e uma taxa de resposta de PSA mais elevada. Após 6 meses, a PFS foi relatada como sendo de 30 e 17% para o braço da satraplatina mais prednisona e o braço da prednisona isolada, respetivamente. Aos 12 meses, a satraplatina mais prednisona continuou a mostrar um aumento na percentagem de PFS de 17% contra 7% na prednisona isolada. Estas melhorias, no entanto, não se traduziram num benefício na sobrevivência global **(Sternberg et al., 2009).**

Em 2007, Nakabayashi et al. publicaram um estudo retrospetivo em que avaliaram o docetaxel/carboplatina como quimioterapia de primeira e segunda linha para doentes com CRPC. A coorte do estudo incluiu doentes tratados com docetaxel/carboplatina de primeira linha mais estramustina, bem como docetaxel/carboplatina de segunda linha isoladamente. O estudo avaliou 54 doentes, 24 dos quais receberam estramustina 140 mg de primeira linha três vezes por dia, mais carboplatina de 3 em 3-4 semanas e docetaxel 20-70 mg/m2. Os restantes 30 doentes receberam docetaxel de segunda linha 50-70 mg/m2 e carboplatina de 3 em 3-4 semanas. Os resultados mostraram reduções de PSA de 50% em 88 e 20%, bem como uma sobrevivência global mediana de 17,7 e 14,9 meses, respetivamente. Os resultados sugerem que a adição de carboplatina ao tratamento tradicional com docetaxel como terapêutica de segunda linha influencia positivamente a atividade em 20% dos doentes com CRPC (**Nakabayashi et al., 2007**).

As epotelonas são uma nova classe de agentes quimioterapêuticos que actuam como inibidores dos microtúbulos, mas com uma estrutura química distinta dos taxanos. O análogo da epotelona B, ixabepilona (BMS-247550), demonstrou ter atividade pré-clínica e clínica em células HRPC sensíveis e não sensíveis aos taxanos. Os efeitos adversos mais frequentes incluíram toxicidade hematológica e neurológica, com 17% a reportar neuropatia de grau 3 **(Lee et al., 2001)**.

A utilização de ixabepilona (35 mg/m2) de 3 em 3 semanas com ou sem estramustina (280 mg PO três vezes por dia durante os dias 1-5) em 92 doentes ' com CPMR sem quimioterapia comunicou uma taxa de resposta do PSA de 69% nos doentes no braço da terapêutica combinada e de 48% nos doentes que receberam ixabepilona isoladamente **(Galsky et al., 2005)**.

Quimioterapia de segunda linha para HRPC:

Apesar dos benefícios encorajadores em termos de sobrevivência observados nos homens tratados com regimes quimioterapêuticos à base de docetaxel, a maioria dos homens acabará por "progredir através da quimioterapia de primeira linha". Foi relatado que os homens tratados inicialmente com quimioterapia baseada em antimicrotúbulos, 81% dos homens receberam quimioterapia de segunda linha e 40% receberam quimioterapia de terceira linha. O tempo médio de sobrevivência desde o início da terapêutica foi de 13 meses para a terapêutica de segunda linha e de 12 meses para a terapêutica de terceira linha. No entanto, poucos ensaios clínicos prospectivos avaliaram os regimes quimioterapêuticos de segunda linha no HRPC **(Beekman et al., 2005)**.

Retratamento com Docetaxel: A maioria dos homens que interrompem o docetaxel como terapêutica de primeira linha fazem-no devido a doença progressiva ou a efeitos secundários inaceitáveis. Para os doentes que tiram umas "férias da quimioterapia" devido a efeitos secundários menores enquanto continuam a responder, o retratamento com docetaxel na altura da progressão é adequado. Para os doentes que apresentam uma mielossupressão significativa com doeetaxel de 3 em 3 semanas, pode ser considerado docetaxel semanal **(Berthold et al., 2005)**.

Atualmente, a melhor terapia adicional após a falha do docetaxel em doentes com CRPC metastático. As opções incluem cabazitaxel, rechallenge de docetaxel, mitoxantrona, quimioterapia de resgate, ADT secundária e participação em ensaios clínicos (**National Comprehensive Cancer Network guidelines, versão 4.2011**).

O cabazitaxel é um derivado semi-sintético do taxano e um agente quimioterapêutico anti-mitótico que demonstrou ser ativo pré-clinicamente em células resistentes ao docetaxel. Em 17 de junho de 2010, a FDA dos EUA aprovou o agente quimioterapêutico cabazitaxel para homens com CRPC metastático previamente tratados com um regime contendo docetaxel. Esta é a primeira terapêutica de segunda linha após o docetaxel aprovada neste contexto e baseia-se nos resultados do ensaio internacional aleatório de fase III TROPIC (**National Comprehensive Cancer Network guidelines, versão 4.2011**).

A utilização da quimioterapia em fases mais precoces da doença avançada, como o HRPC apenas bioquímico, subgrupos de HRPC metastáticos assintomáticos e como adjuvante ou neoadjuvante de terapias locais definitivas, continua por provar, mas estes ensaios clínicos estão a avançar rapidamente para mudar os paradigmas de tratamento em homens de alto risco **(Bander et al., 2005)**.

Os benefícios ou a adição de estramustina são provavelmente compensados pelo seu perfil de toxicidade e pela falta de benefícios de sobrevivência demonstráveis em relação ao docetaxel isolado **(Andrew, 2008).**

Os bisfosfonatos são uma classe de fármacos com uma potente atividade inibidora da reabsorção óssea que têm vindo a ser cada vez mais úteis no tratamento e gestão de metástases ósseas dolorosas. O ácido zoledrónico (Zometa) demonstrou ser eficaz no tratamento da doença blástica metastática do cancro da próstata, uma vez que diminui a atividade osteoclástica no osso maligno **(Leeet al., 2002).**

Foi demonstrado que os bisfosfonatos têm valor clínico no tratamento e gestão das metástases esqueléticas derivadas do cancro da próstata avançado e que tratam tanto as metástases ósseas osteoblásticas como as osteolíticas, diminuindo claramente a frequência das complicações esqueléticas resultantes das metástases ósseas **(Berenson et al., 2001).**

Os mecanismos moleculares pelos quais as células tumorais metastizam para o osso envolvem provavelmente a invasão, a adesão das células ao osso e a libertação de mediadores solúveis das células tumorais que estimulam a reabsorção óssea mediada por osteoclastos. Os bisfosfonatos são potentes inibidores da atividade dos osteoclastos e são, por isso, úteis no tratamento de doentes com metástases osteolíticas. No entanto, um efeito benéfico adicional parece ser a sua atividade antitumoral direta **(Sternberg, 2003).**

O ácido zoledrónico pode ser administrado com segurança e com boa tolerabilidade. Recomenda-se a administração do medicamento por via intravenosa durante pelo menos 15 minutos. Os doentes devem estar adequadamente hidratados e deve ser avaliado o nível de creatinina sérica antes da administração. Recomenda-se que os doentes tomem diariamente vitamina D e cálcio suplementar **(Polascik & Mouraviev, 2008).**

A incidência de acontecimentos adversos que ocorrem em mais de 10% dos doentes a tomar ácido zoledrónico inclui dores nas costas (12%), náuseas (14%), fadiga (14%) ou artralgia (20%). Febre, vertigens, astenia e necrose tubular renal foram observadas numa incidência mais baixa. Sintomas semelhantes aos da gripe, caracterizados por febre, mialgia e/ou fadiga, foram observados em até 20% dos doentes, mas estão geralmente associados à primeira administração. Os níveis séricos de cálcio também devem ser monitorizados periodicamente; no entanto, raramente se observa hipocalcemia em doentes a tomar suplementos de cálcio **(Polascik & Mouraviev, 2008).**

Antes de iniciar a terapêutica com bifosfonatos, os doentes devem ser avaliados quanto à insuficiência renal. A depuração da creatinina calculada é utilizada para o ajuste da dose em doentes com insuficiência renal ligeira a moderada. São necessários ajustes de dose para os doentes com uma depuração de creatinina de base inferior a 60 ml/minuto **(Saad et al., 2002)**. Num estudo aleatório, os doentes com cancro da próstata refratário às hormonas (HRPC) foram tratados até 2 anos com ácido zoledrónico ou placebo; o ácido zoledrónico reduziu significativamente a proporção de doentes com pelo menos um evento relacionado com o esqueleto (SRE) {38% vs 49%} e prolongou o tempo até ao primeiro SRE (488 vs 321 dias) em comparação com o placebo **(Saad et al., 2002).O denosumab** é um anticorpo monoclonal totalmente humano, administrado por via subcutânea, que se liga ao ligando RANK e o inibe, diminuindo assim a função dos osteoclastos e retardando a reabsorção óssea generalizada e a destruição óssea local. O denosumab não é recomendado em doentes com depuração da creatinina < 30 mL/min. Quando a depuração da creatinina é < 60 mL/min, o risco de hipocalcemia grave aumenta. O denosumab 120 mg a cada 4 semanas é recomendado para prevenir ou retardar eventos relacionados com o esqueleto associados à doença (SREs) **(National Comprehensive Cancer Network guidelines, versão 4. 2011)**.

2.12Terapia direcionada

Existem mais de 200 novos agentes atualmente em avaliação em ensaios clínicos para o tratamento do cancro da próstata. O desenvolvimento de fármacos para o cancro da próstata continua a melhorar à medida que se vai compreendendo melhor a biologia do cancro da próstata, o que permite uma melhor compreensão das complexas redes de sinalização extracelular e intracelular como alvos potenciais. Dado que as actuais opções de tratamento para os homens com doença avançada não são curativas, existe uma necessidade crescente de desenvolver agentes adicionais para os homens com cancro da próstata progressivo **(Heath & Carducci, 2008)**.

Racional da terapia-alvo Visão geral

A compreensão das etapas da biologia básica envolvidas na patogénese do cancro da próstata oferece a oportunidade de identificar potenciais alvos que prevejam o resultado clínico da doença. A primeira é a demonstração de uma mutação ou desregulação funcional do alvo. A segunda é a causalidade do alvo, que indica a importância do alvo, isoladamente ou em combinação com outras mutações, na reprodução dos resultados fenotípicos do cancro da próstata. Por último, deve haver provas, a partir de modelos pré-clínicos, de que a inibição do alvo conduz à regressão ou quiescência do tumor. No cancro da próstata, o recetor de androgénios é um alvo potencial. Foi demonstrado que várias alterações moleculares no recetor de androgénios são paralelas à progressão da doença em doentes castrados e, em algumas situações, podem explicar as respostas associadas a algumas manobras terapêuticas (síndrome de abstinência de antiandrogénios, respostas a manipulações endócrinas secundárias com compostos concebidos para se ligarem ao recetor). Apesar disso, o papel preciso do recetor de androgénios na patogénese da progressão da doença continua por elucidar melhor. Dada a complexidade molecular das vias celulares do cancro da próstata e a compreensão relativamente fraca do papel das vias individuais no processo de progressão específico da doença, a inibição de várias vias continua a ser uma estratégia comum para induzir respostas sustentadas e clinicamente significativas no cancro da próstata e noutras neoplasias malignas comuns. Esta secção apresenta uma panorâmica destas vias no que se refere especificamente ao cancro da próstata como alvos racionais e às abordagens atualmente desenvolvidas para fins terapêuticos (**Mario et al., 2007**).

Foram identificados múltiplos factores de crescimento e receptores de factores de crescimento como proteínas críticas na rede de sinalização do cancro da próstata. Os novos agentes atualmente em ensaios clínicos foram concebidos para visar famílias de proteínas específicas, como a família dos receptores do fator de crescimento epidérmico (EGFR), a família dos receptores do fator de crescimento derivado das plaquetas (PDGF) e a família dos receptores da endotelina (ET) **(Blackedge, 2003)**.

Inibidores dos receptores do fator de crescimento epidérmico:

A família EGFR foi reconhecida como uma família de proteínas muito importante, que tem um impacto frequente na rede celular de muitos tumores sólidos diferentes, incluindo cancro do pulmão, cancro da mama, cancro do cólon e cancro da próstata **(Blackledge, 2003)**.

O EGFR está sobre-expresso em 40% a 80% das células do cancro da próstata, e a sobre-expressão pode ser mais comum em homens afro-americanos com cancro da próstata (**Shuch et al., 2004)**.

Novos agentes, incluindo anticorpos monoclonais intravenosos, que visam o domínio extracelular do EGFR e pequenas moléculas orais que visam a tirosina quinase intracelular, estão em várias fases de ensaios clínicos.

Embora existam quatro proteínas receptoras de crescimento na família EGFR, a maioria dos agentes clinicamente disponíveis tem como alvo principal o EGFR (HER-1 e c-erbB-1) e o HER-2 (c-erbB-2), mas não o HER-3 (c-erbB-3) e o HER-4 (c-erbB-4). O tratamento do EGFR e do HER-2 é razoável no cancro da próstata, uma vez que 40-90% das células cancerosas da próstata sobreexpressam o EGFR e até 50% das células cancerosas da próstata sobreexpressam o HER-2 **(Di Lorenzo et al., 2004)**.

A. Anticorpos monoclonais:

Os anticorpos monoclonais que têm como alvo o domínio extracelular do EGFR podem modular diretamente o próprio recetor ou comportar-se como concorrentes dos ligandos celulares naturais, como o fator de crescimento epidérmico, o fator de crescimento transformador-α e a anfiregulina. A modulação do domínio extracelular do FGFR resulta, em última análise, na interrupção da sinalização intracelular **(Le Page et al., 2005)**.

O Erbitux (Imclone), um anticorpo monoclonal inicialmente aprovado pela Food & Drug Administration (FDA) para o cancro coloretal em 2004, afecta diretamente o domínio extracelular do FGFR. O Erbitux de agente único não foi especificamente estudado em doentes com cancro da próstata, mas a combinação de Erbitux e doxorrubicina foi avaliada em homens com cancro da próstata insensível às hormonas. Um doente registou uma redução superior a 50% do PSA sérico **(Slovin et al., 1997)**.Os agentes que visam o recetor HER-2 registaram rápidos progressos clínicos noutros tumores sólidos. A Herceptina, aprovada pela FDA para o cancro da mama metastático desde 1998, foi avaliada em homens com cancro da próstata metastático insensível às hormonas. Os estudos de combinação com a Herceptina e a quimioterapia citotóxica têm sido difíceis de conceber e realizar, uma vez que o tratamento do cancro da próstata insensível às hormonas com a Herceptina de agente único não demonstrou qualquer atividade significativa na redução do PSA sérico **(Ziada et al., 2004)**.

B. *Inibidores* de pequenas *moléculas:*

O desenvolvimento clínico de inibidores de pequenas moléculas da família EGFR em doentes com cancro da próstata tem sido um desafio tão grande como o desenvolvimento clínico de inibidores de anticorpos monoclonais. Os inibidores de pequenas moléculas são agentes orais que inibem a ligação do trifosfato de adenosina ATP ao domínio da tirosina quinase do recetor. O Gefitinib e o Erlotinib são dois agentes que obtiveram a aprovação da FDA para o cancro do pulmão em 2003 e 2004, respetivamente. Definir a atividade clínica do gefitinib em doentes com cancro da próstata tem sido um desafio tão grande como o da Herceptina **(Canil et al., 2005)**.

Inibidores do fator de crescimento derivado das plaquetas:

O papel da família PDGF no cancro da próstata tem sido ativamente investigado em estudos pré-clínicos. Foram relatados níveis elevados de sobreexpressão do PDGF em cancros da próstata primários e metastáticos e o seu papel no crescimento do tumor e nas metástases ósseas. Dois novos agentes que visam especificamente o recetor PDGF incluem o Glivec e o SU101 **(Hofer et al., 2004).**

Glivec de agente único em doentes com recidiva de PSA sensível às hormonas. O cancro da próstata resultou numa atividade mínima do medicamento, mas numa toxicidade considerável. Na esperança de obter uma atividade sinérgica, foi avaliado o Glivec em combinação com outros agentes. Infelizmente, um ensaio de combinação de Glivec e ácido zoledrónico não resultou numa resposta do PSA. No entanto, uma combinação de Glivec com docetaxel resultou numa diminuição do PSA em alguns doentes **(Rao et al., 2005).**

Inibidores dos receptores da endotelina:

A família dos receptores ET é importante na sinalização autócrina e/ou parácrina do crescimento e na transdução de sinais. Os inibidores orais dos receptores ET incluem o Atrasentan e o Bosentan (já aprovados pela FDA para a hipertensão pulmonar). O Atrasentan, um antagonista altamente potente e seletivo do recetor ETA (**Dreicer et al., 2005**).

Combinação de atrasentan e docetaxel em homens com cancro da próstata metastático insensível às hormonas. Embora o atrasentano como agente único não tenha sido capaz de mostrar uma diferença no tempo até à progressão, tal pode ser conseguido com o atrasentano administrado em combinação com quimioterapia citotóxica **(Moore et al., 2006).**

Inibidores dos receptores do fator de crescimento semelhante à insulina:

A família de receptores do fator de crescimento semelhante à insulina (IGFR) está a emergir como uma via potencialmente importante na tumorigénese da próstata. Dois ligandos. IGF-1 e IGF-2. demonstraram estar sobre-expressos em tumores da próstata de grau superior em comparação com tumores de grau inferior **(Li et al., 2007).** IMCAJ2 (Imclone). Um anticorpo monoclonal que tem como alvo o IGF-JR, está atualmente em ensaios clínicos em doentes com tumores sólidos avançados. A silibinina, um flavonoide natural que tem como alvo o eixo IGFR juntamente com o eixo EGFR, está atualmente em ensaios clínicos iniciais em homens com cancro da próstata **(Warshamana-Greene et al., 2005).**

INIBIDORES DAS VIAS DE SOBREVIVÊNCIA CELULAR:

A. Inibidor do proteasoma *:*

O proteassoma celular, uma grande unidade proteica que degrada as proteínas ubiquinadas, tem um papel muito importante na sobrevivência celular, na regulação do ciclo celular e na apoptose. Em xenoenxertos de cancro da próstata, a administração de um inibidor do proteassoma resultou na modulação da apoptose e da angiogénese **(Williams et al., 2003)**.

O bortezomib (Velcade), um derivado do ácido borónico, foi o primeiro inibidor do proteassoma a ser testado e aprovado para utilização em seres humanos, especificamente no mieloma múltiplo. A sua utilização em tumores sólidos, incluindo o cancro da próstata, está a ser ativamente desenvolvida, quer como agente único, quer em combinação com docetaxel **(Dreicer et al, 2004).**

Foi avaliado num ensaio que incluiu maioritariamente doentes com cancro da próstata metastático sensível às hormonas. Dois dos 24 doentes com cancro da próstata obtiveram uma redução superior a 50% do PSA sérico. Foi efectuado um ensaio de combinação de Velcade com docetaxel. Dos dois doentes com cancro da próstata, um atingiu uma doença estável pelo PSA **(Messersmith et al., 2006)**.

B. Terapia anti-angiogénica:

É bem sabido que as células tumorais necessitam da neoangiogénese para o seu crescimento e propagação metastática. A neoangiogénese é induzida pela hipóxia e por vários factores relacionados com o tumor. Alguns dos factores estimulantes mais relevantes que foram identificados até agora são o VEGF, os factores de crescimento de fibroblastos básicos e ácidos ($_{\alpha e \beta FGF}$) e o fator de crescimento tumoral B (TGF-β) **(Sternherg, 2003)**.

A angiogénese tumoral é um processo complexo que requer interações coordenadas entre numerosas proteínas, vias de sinalização e tipos de células. Cada etapa constitui uma oportunidade de intervenção terapêutica. As estratégias para inibir a angiogénese tumoral incluem: visar as moléculas envolvidas na formação dos vasos sanguíneos, como os factores angiogénicos derivados do hospedeiro do tumor ou os mediadores a montante da expressão dos factores angiogénicos, como a proteína ras, visar a sobrevivência das células endoteliais (VEGF, Integrinas, Angiopoietina-1) ou visar as metalo proteinases da matriz (MMPs), que desempenham um papel crucial na progressão do tumor, incluindo a angiogénese, a invasão e a metástase (**Sternberg, 2003**).

O cancro da próstata é um alvo interessante para a terapia anti-angiogénica. Muitos agentes estão atualmente em desenvolvimento clínico. Os ensaios em cancro da próstata incluíram a terapia com Suramin, Carboxiamido-triazole CA1), talidomida, Endostatina, Bevacizumab (Anti-VEGFrhuMAb), 2- Methoxyestradiol (Panzem) (**Figg et al., 2002**).

A talidomida como agente único foi avaliada num ensaio aleatório de fase II em homens com cancro da próstata metastático insensível às hormonas. Dezoito por cento dos homens tratados com uma dose mais baixa de 200 mg por via oral diariamente registaram uma redução superior a 50% na taxa de resposta do PSA. A combinação de talidomida com docetaxel também resultou em 53% dos homens com uma redução superior a 50% na taxa de resposta do PSA, em comparação com 37% dos homens tratados apenas com docelaxel **(Dahui et al., 2004).**

O bevacizumab (Avastin) é um anticorpo monoclonal anti-fator de crescimento endotelial vascular recombinante e humanizado que bloqueia a ligação do VEGF aos seus receptores. Recentemente aprovado nos Estados Unidos para utilização de primeira linha no cancro colorrectal metastático, o bevacizumab está também a ser examinado no cancro da próstata. A combinação de bevacizumab, docetaxel e estramustina em doentes com AIPC com resultados iniciais inclui um declínio confirmado >50% no PSA em 13 de 20 doentes (65%) com dados suficientes e uma resposta parcial em 9 de 17 doentes (53%) com doença mensurável **(Picus et al., 2003)**.

Agentes proapoptóticos:

1. Bel-2 antisense *:*

A proteína Bcl-2, associada à mitocôndria, confere resistência à apoptose e está sobreexpressa no AIPC. O G3139 (oblimersen sódico) é um oligonucleótido anti-sentido fosforotióico de 18 mers dirigido aos primeiros seis códons da sequência de iniciação do ARNm bcl-2 humano. A utilização de oligonucleótidos antisentido de Bcl-2 inibiu a expressão de Bcl-2, atrasou o desenvolvimento da independência androgénica e aumentou os efeitos da quimioterapia **(Chi et al., 2001)**.

2. Fármacos anti-neoplásicos apoptóticos selectivos (SAANDs):

O exisulind (sulindacsulfona), o metabolito oxidativo do sulindac, é membro de uma classe de novos fármacos que inibem o crescimento e induzem a apoptose em linhas celulares de cancro da próstata, inibindo especificamente as fosfodiesterases de monofosfato de glutationa cíclica (GMP), mas não a ciclo-oxigenase-1 ou - 2. Foram sugeridas interações sinérgicas entre o exisulind e vários agentes quimioterapêuticos **(Sun et al., 2002)**.

3. Oligonucleótido anti-sentido da clusterina *:*

A clusterina é um gene de sobrevivência cuja expressão aumenta acentuadamente em resposta à terapia de privação de androgénios. A expressão da clusterina confere um fenótipo resistente à quimioterapia, provavelmente devido à redução da apoptose induzida pelo tratamento. Foram desenvolvidas moléculas de oligonucleótidos anti-sentido para a clusterina, que entraram em ensaios clínicos no cancro da próstata. Prevê-se o seu desenvolvimento em combinação com a quimioterapia **(Chi et al., 2004)**.

Quimioterapia combinada com agentes com novos mecanismos de ação;

1. ***Inibidores do* VEGF:**

Os factores de crescimento endotelial vascular (VEGF) podem desempenhar um papel no crescimento e nas metástases do cancro da próstata. Os níveis de VEGF no plasma e na urina estão aumentados em homens com cancro da próstata localizado, em comparação com homens normais, e são ainda mais elevados em homens com cancro da próstata metastático. Os níveis plasmáticos de VEGF no momento do diagnóstico predizem a progressão clínica e bioquímica, e o nível no momento do diagnóstico de HRPC pode estar correlacionado com a sobrevivência **(George et al., 2001)**.

O bevacizumab é um anticorpo monoclonal humanizado que tem como alvo o VEGF. Um ensaio clínico combinou o bevacizumab, o docetaxel e a estramustina em 79 doentes com cancro da próstata refratário a hormonas e sem quimioterapia. Os resultados iniciais demonstraram que 53% dos doentes tiveram uma resposta objetiva do tumor e 65% dos doentes avaliáveis demonstraram uma resposta do PSA **(Picus et al., 2003)**.

2. **Antagonistas dos receptores da endotelina-A** *:*

É provável que a endotelina esteja envolvida nos sinais parácrinos entre os osteoblastos e as células cancerígenas da próstata que regulam o desenvolvimento de metástases ósseas e que demonstraram influenciar o crescimento e a proliferação celular, regular a atividade dos osteoblastos e inibir a apoptose. Estas observações pré-clínicas sugerem que esta via pode ser um alvo racional para a interferência das interações tumor-estroma (**Nelson et al., 2003)**.

A endotelina-1 (ET-1) tem sido implicada na progressão do cancro da próstata, bem como no desenvolvimento de metástases ósseas. A ET-1 é um potente vasoconstritor e demonstrou mediar o crescimento e a função dos osteoblastos **(Carducci et al., 2003)**.

Os níveis de ET-1 aumentam com o aumento da carga tumoral, sendo os níveis mais elevados encontrados em homens com HRPC. Os efeitos da ET-1 são mediados pelo subtipo de recetor ETA, sobre-expresso no cancro da próstata **(Gohji et al., 2001)**.

O Atrasentan é uma pequena molécula antagonista selectiva do recetor ETA. O Atrasentan atrasou significativamente a progressão clínica em homens com HRPC sintomático **(Carducci et al., 2003)**. O Atrasentan foi desenvolvido como um antagonista altamente seletivo do recetor da endotelina A e tem sido amplamente testado no cancro da próstata

(**Mario et al., 2007**).

3. **Calcitriol e agentes afins** *:*

O calcitriol, o metabolito mais ativo da vitamina D, tem uma atividade antineoplásica significativa numa vasta gama de modelos pré-clínicos de cancro, incluindo atividade in vitro e in vivo em vários modelos de cancro da próstata. Foram propostos vários mecanismos de atividade. Estes incluem a inibição da proliferação associada à paragem do ciclo celular e, em alguns modelos, à diferenciação, à redução da invasividade e da angiogénese e à indução da apoptose. Foram relatados outros efeitos sinérgicos e/ou aditivos com quimioterapia citotóxica, radiação e outros medicamentos contra o cancro (Beer & Myrthue, 2004).

Uma dose elevada de calcitriol oral em combinação com docetaxel semanal demonstrou uma regra de resposta elevada. São necessárias concentrações significativamente suprafisiológicas de calcitriol para obter efeitos anti-neoplásicos. O desenvolvimento de regimes de dose elevada, possibilitados pela dosagem intermitente de calcitriol, conduziu a vários ensaios clínicos no cancro da próstata. O calcitriol de agente único semanal no cancro da próstata sem hormonas pareceu prolongar o tempo de duplicação do antigénio específico da próstata (PSADT) (**Beer et al., 2001**).

Agentes imunoterapêuticos:

No cancro da próstata, várias estratégias de vacinas têm estado em desenvolvimento clínico ativo. Estas incluem a vacina autóloga de células dendríticas carregadas com fosfatase ácida prostática (PAP) Provenge, a vacina alogénica de células inteiras recombinantes GVAX (**Mario et al., 2007**).

O objetivo da imunoterapia contra o cancro é induzir respostas imunitárias de anticorpos e/ou de linfócitos T citotóxicos (CTL) contra o cancro. Pode ser classificada em duas categorias principais: imunoterapia ativa (a estimulação do sistema imunitário) e imunoterapia passiva (a criação de células imunitárias) (**Moon et al., 2008**).

A imunoterapia ativa não específica, ou terapia imuno-moduladora, provoca uma resposta geral do sistema imunitário ao cancro utilizando citocinas. Como o fator estimulador de colónias de granulócitos-macrófagos (GMCSF) e as interleucinas. Por outro lado, a imunoterapia ativa específica ou a terapêutica com vacinas provoca respostas imunitárias antitumorais específicas do hospedeiro. A imunoterapia passiva inclui a administração direta de anticorpos monoclonais concebidos para atingir um recetor específico na superfície de uma célula cancerígena (**Moon et al., 2008**).

1. **Fator estimulador de colónias de granulócitos-macrófagos:**

O fator estimulador de colónias de granulócitos-macrófagos (GM-CSF) é uma citocina que regula a proliferação e a diferenciação das células precursoras mielóides e melhora a função dos granulócitos maduros e dos fagócitos mononucleares. O GM-CSF pode influenciar o recrutamento, a ativação e a sobrevivência dos macrófagos e das células dendríticas. Além disso, dados experimentais sugerem que o GM-CSF pode aumentar a eficiência da apresentação de antigénios tumorais e a subsequente ativação de linfócitos T citotóxicos específicos dos tumores **(Strother et al., 2005)**.

Fator estimulante de colónias de granulócitos-macrófagos (1 gm por dia durante 2 semanas, seguido de administração três vezes por semana) quando administrado a doentes com AIPC metastático. A terapêutica foi bem tolerada e um pequeno subgrupo de doentes registou um declínio superior a 50% no PSA **(Strother et al., 2005)**.

2. **GVAX:**

As vacinas contra o cancro (GVAX) são compostas por células tumorais que foram geneticamente modificadas para segregar GM-CSF. Os doentes com HRPC win metastático que receberam tratamento com a vacina GVAX durante 6 meses apresentaram uma sobrevivência média de 26,2 meses, em comparação com uma sobrevivência média de 18 meses para os doentes com HRPC1 metastático tratados com docelaxe **(Simons &Sacks, 2006)**.

3. **Provenge (Sipuleucel-T):**

O Provenge consiste em células dendríticas autólogas carregadas ex vivo com uma proteína de fusão recombinante da fosfatase ácida prostática (PAP) ligada ao GM-CSF. Em estudos iniciais. Provenge demonstrou induzir respostas imunitárias à PAP em 38% dos doentes e reduções ocasionais do PSA superiores a 50% **(Small et al., 2000)**. Em abril de 2010, o sipuleucel-T tornou-se o primeiro de uma nova classe de agentes imunoterapêuticos contra o cancro a ser aprovado pela Food and Drug Administration (FDA) (**National Comprehensive Cancer Network guidelines,versão4.2011**).

<u>Inibidores da COX-2:</u>

Os inibidores da COX-2 interferem com a ação da cicloxigenase-2, uma enzima envolvida na síntese de prostaglandinas, na proliferação celular e na angiogénese numa série de processos patológicos. A enzima COX-2 não é normalmente expressa no corpo, mas se houver doença ou lesão, o corpo começa a produzir COX-2 para aumentar o fluxo sanguíneo, criar inflamação e promover o crescimento de células epiteliais como processos de cura **(Pruthi et al., 2003)**. Os mesmos processos ocorrem no desenvolvimento de tumores: crescimento celular excessivo, angiogénese e inflamação excessiva com mediadores celulares e factores de crescimento. Com base nas observações de que os fármacos que inibem a COX-2 parecem funcionar para impedir a angiogénese e promover a apoptose, a utilização de inibidores da COX-2 como medicamentos antitumorais está a ser estudada como tratamento para uma variedade de cancros **(Moon el al., 2008)**.

Foi demonstrado que os inibidores da COX-2 abrandaram a progressão do cancro da próstata recorrente. A taxa de aumento do PSA estabilizou, abrandou ou diminuiu em 22 dos 24 homens que tomaram o anti-inflamatório celecoxib duas vezes por dia durante um ano, em comparação com a taxa de aumento do PSA, que era moderada ou elevada em 17 dos homens no estudo antes do tratamento **(Basler & Piazza, 2004).**

2.13Tratamento de metástases e resistente à castração

Padrões de metástases

O cancro da próstata é uma doença notavelmente trópica do ponto de vista ósseo e a maioria dos doentes com cancro da próstata resistente à castração (CRPC) e metástases têm lesões demonstráveis na cintigrafia óssea. As lesões osteoblásticas são muito mais comuns do que as lesões osteolíticas, mas ambas estão descritas (tal como as lesões mistas blásticas/líticas). Estudos recentes que requerem CRPC metastático para a entrada no ensaio indicam que aproximadamente 85% a 90% dos doentes terão doença metastática comprovada na cintigrafia óssea e apenas 10% a 15% não terão (**Tannock et al., 2004).**

Este tropismo ósseo representa uma potencial oportunidade terapêutica, para além de fornecer informações sobre o processo metastático. A doença mensurável dos tecidos moles está presente em cerca de 20% a 40% dos doentes com CRPC metastático, mais frequentemente nos gânglios linfáticos pélvicos ou intra-abdominais. As lesões hepáticas ou pulmonares encontram-se em cerca de 5% a 10% destes doentes. Raramente são detectados outros locais de doença metastática (por exemplo, suprarrenal, omental, renal, pâncreas, cérebro). A evidência clínica de metástases cerebrais ocorre em menos de 0,1% dos doentes (Tremont et al., 2003).

Os estudos de autópsia indicam um padrão algo distinto de metástases em locais não ósseos. A presença relativamente invulgar de metástases pulmonares macroscópicas, apesar da presença comum de doença microscópica, é compatível com a hipótese de que os elementos do estroma desempenham um papel fundamental no crescimento do tumor da próstata (**Shah**

et al., 2004). Nestes casos, os níveis de PSA são frequentemente muito mais baixos do que o esperado para a carga tumoral documentada em estudos imagiológicos. Esta variante é frequentemente designada por variante neuroendócrina (Steineck et al., 2002).

Mecanismos da CRPC:

Há mais de duas décadas que as concentrações de dihidrotestosterona podem não ser totalmente suprimidas em doentes pós-orquiectomia. Dados mais recentes confirmam e alargam esta observação inicial utilizando técnicas sensíveis e específicas. (Ford et al., 2003). Foram propostos vários mecanismos para restaurar a função do RA, incluindo a produção local de androgénios. Apesar da terapia de privação de androgénios, persistem concentrações suficientes de dihidrotestosterona nas células tumorais para promover a sinalização do RA. Assim, em alguns homens com m-CRPC, os mecanismos intracrinos, e não os mecanismos endócrinos, podem estar a conduzir à progressão da doença **(So et al., 2005)**. A compreensão destes mecanismos permitiu o desenvolvimento de novas estratégias no CRPC, desafiando os modestos resultados oferecidos pela quimioterapia sistémica padrão **(Nabhan et al., 2010).**
Várias linhas de evidência sugerem que o AR continua a desempenhar um papel crítico na patogénese da CRPC. Por exemplo, tanto o aumento da expressão como a amplificação do gene do recetor de androgénio (RA) foram demonstrados no tecido prostático derivado de doentes com CRPC. Estas alterações do AR estão associadas a um novo ponto de referência para a sensibilidade aos androgénios. Não há dúvida de que muitos doentes com CRPC são extremamente sensíveis a aumentos nas concentrações de androgénios. Embora o RA permaneça crítico em muitos modelos celulares de CRPC, é também importante reconhecer que uma variedade de vias não dependentes do RA pode também contribuir para o crescimento do cancro da próstata na ausência de androgénios. **(Murillo et al., 2006).**
A m-CRPC continua a ser impulsionada pelos androgénios, como evidenciado pela deteção de androgénios intratumorais apesar da terapia de privação de androgénios e pelos resultados positivos com novas terapias hormonais como a abiraterona e o MDV3100 **(Gary et al.,2011)**
.

Cancro da próstata resistente à castração (CRPC):

O CRPC foi anteriormente designado como "refratário às hormonas" ou "independente dos androgénios". As provas acumuladas sugerem que estes termos não são apropriadamente descritivos, uma vez que a progressão do cancro da próstata após castração química ou cirúrgica continua frequentemente dependente da sinalização AR **(Scher et al.,2005).**

A nomenclatura adequada para os doentes com cancro da próstata refratário às hormonas, independente dos androgénios ou resistente à castração (CRPC) continua a suscitar discussão. Independentemente da terminologia exacta utilizada para este estado de doença, é geralmente aceite que os doentes com cancro da próstata progressivo apesar de um nível de testosterona castrado (50 ng/dL ou menos) têm um prognóstico e um conjunto de opções terapêuticas distintos. Atualmente, nos países onde os testes de PSA estão facilmente disponíveis, praticamente todos os doentes com CRPC são assintomáticos e manifestam a progressão simplesmente como um aumento do PSA (**Michael et al., 2008**).

A definição de CRPCcomo doença progressiva no contexto de níveis castrados de testosterona sérica, continua a ser a segunda principal causa de morte relacionada com o cancro entre os homens nos Estados Unidos **(Gary et al.,2011).**

Etapas do tratamento do cancro da próstata CRPC:

- Terapia de privação de androgénios (orquiectomia e/ou agonista e antagonista da LHRH).
- Antiandrogénios; (flutamida, biclutamida, nitulamida).
- Bloqueio de androgénios.
- Radioterapia e Radioisótopos.
- Bisfosfonatos (ácido zoledrónico).
- Noval-novos padrões em 2011: sipuleucel-T, cabazitaxel, denosumab e acetato de abiraterona.

Tratamento do cancro da próstata metastático

Nessa altura, Huggins demonstrou que a orquiectomia ou os estrogénios podiam induzir remissões dramáticas em doentes com cancro da próstata avançado e que os marcadores séricos podiam ser utilizados para monitorizar a resposta. Estas descobertas fundamentais sobre o cancro da próstata levaram à atribuição de uma parte do Prémio Nobel em 1966. A orquiectomia ou doses mais baixas de estrogénios foram as terapias básicas utilizadas para a maioria dos doentes com cancro da próstata avançado até à introdução dos agonistas da hormona libertadora da hormona luteinizante (LHRH) na década de 1980. O fator hipotalâmico responsável pela estimulação da secreção de LH pela hipófise. As experiências indicaram que a administração sustentada de LHRH levava a uma paradoxal regulação negativa da secreção de LH e a uma dramática diminuição da testosterona. Foram desenvolvidos agonistas potentes de LHRH que podiam recapitular estes efeitos sobre a testosterona utilizando esquemas de dosagem clinicamente viáveis; podiam ser utilizadas injecções diárias em vez de infusões. Em comparação com os estrogénios, os agonistas da LHRH tinham menos efeitos secundários graves, mas uma eficácia semelhante. Após o desenvolvimento de formulações de libertação sustentada de LHRH, estes agentes tornaram-se a escolha preferida para o tratamento do cancro da próstata, uma vez que os homens preferiam claramente as injecções à orquiectomia e o perfil de segurança era superior ao dos estrogénios (**Cassileth BR et al., 1989**).

A terapia de privação de androgénios (ADT) ou a radiação mais ADT neoadjuvante/concomitante/adjuvante (2-3 anos) são opções disponíveis para doentes com doença N1, mas apenas a ADT é recomendada para doentes com cancro M1 (***National Comprehensive Cancer Network guidelines*,versão4. 2011**).

Princípios da terapia de privação de androgénio:

A ADT é normalmente utilizada no tratamento do cancro da próstata. Pode ser efectuada utilizando um agonista da LHRH (castração médica) ou orquiectomia bilateral (castração cirúrgica), que são igualmente eficazes. O bloqueio combinado de androgénios (castração médica ou cirúrgica combinada com um antiandrogénio) ou o bloqueio triplo de androgénios (finasterida ou dutasterida, antiandrogénio, mais castração médica ou cirúrgica) não oferece qualquer benefício comprovado em relação à castração isolada. Em doentes com metástases evidentes que correm o risco de desenvolver sintomas associados ao aumento da testosterona apenas com o agonista da LHRH inicial, a terapêutica antiandrogénica deve preceder ou ser co-administrada com o agonista da LHRH e ser continuada em combinação durante pelo menos 7 dias. Os doentes que não apresentem supressão adequada da testosterona sérica (< 50 ng/dL) com castração médica ou cirúrgica podem ser considerados para manipulação hormonal adicional (com dietilestilbestrol [DES] ou outros estrogénios, antiandrogénios ou esteróides), embora o benefício clínico não seja claro (**National comprehensive cancer network guidelines,versiomn4.2011**).

A supressão de androgénios através de orquiectomia bilateral ou de um LHRHa deve ser o tratamento de primeira linha. Devem ser utilizados antiandrogénios de curta duração para evitar a exacerbação da doença quando se inicia um LHRHa. Os antagonistas da LHRH recentemente desenvolvidos parecem oferecer uma redução equivalente da testosterona sem a necessidade de um anti-androgénio para controlar o aumento transitório da testosterona. Os doentes com doença refractária à castração devem continuar a ser submetidos a supressão androgénica (**Eisenberger, 1998**).

Foi encontrada uma diferença maior em ensaios anteriores, quando a administração de LHRH pode ter sido menos fiável, e um grande ensaio mais recente que comparou a orquiectomia com a orquiectomia + flutamida não demonstrou qualquer benefício do bloqueio máximo dos androgénios, mas revelou uma qualidade de vida inferior. Considerando o possível benefício mínimo em termos de sobrevivência, juntamente com o custo e a toxicidade do antiandrogénio adicional, o tratamento hormonal de primeira linha do cancro da próstata deve basear-se na privação de androgénios (**McLeod, 1993).**

Os doentes com doença refractária à castração devem receber terapêutica de segunda linha (por exemplo, anti-androgénio-flutamida), de terceira linha (por exemplo, corticosteroide) e ser considerados para terapêutica hormonal de quarta linha (por exemplo, estrogénio ou cetoconazol) (**McLeod et al., 1993**).

O anti-androgénio flutamida foi investigado no cancro da próstata metastático resistente à castração e conduz a respostas objectivas em -15% dos doentes, mas sem benefício em termos de sobrevivência. Os corticosteróides em baixas doses diminuem a função suprarrenal, incluindo a produção de androgénios, e a prednisona ou a dexametasona podem ser utilizadas no CRPC, com respostas em aproximadamente um terço dos casos.Os estrogénios também podem conduzir a respostas em 20%-40% dos doentes que falharam a privação hormonal, embora não sejam raros os efeitos secundários, incluindo irritação gastrointestinal, retenção de líquidos e trombose venosa. Nos doentes que responderam à adição de um anti-androgénio, pode haver uma resposta adicional à retirada do anti-androgénio. O docetaxel, com um esquema de 3 semanas, deve ser considerado para a doença sintomática e refractária à castração.

Pode verificar-se um aumento inicial do PSA em alguns doentes que respondem à quimioterapia. O melhor nível de resposta do PSA a utilizar como parâmetro de substituição para o ganho de sobrevivência é controverso. A mitoxantrona pode ser considerada se houver uma contraindicação para o docetaxel, mas é inferior em termos de paliação e não prolonga a sobrevivência **(Berthold et al., 2008).**

A radioterapia de feixe externo deve ser proposta a doentes com metástases ósseas dolorosas de doença refractária à castração (1 × 8 Gy tem a mesma eficácia na redução da dor que os esquemas de multifracção) **(Quilty et al., 1994).**

Um ensaio prospetivo aleatório em 288 doentes com metástases ósseas dolorosas não mostrou qualquer benefício na velocidade de início ou na duração do alívio da dor com 30 Gy em 10 fracções em comparação com 8 Gy numa única fração. Este facto foi confirmado numa série de ensaios e numa revisão sistemática **(Chow, 2007).**

A terapia com radioisótopos com estrôncio-89 ou samário-153 deve ser considerada para doentes com metástases ósseas dolorosas de doença refractária à castração **(Quilty et al., 1994).** Um único tratamento com estrôncio-89 é mais eficaz do que o placebo na redução da dor devida a metástases ósseas de cancro da próstata refratário à castração. Um ensaio canadiano analisou 126 homens que tinham recebido radioterapia de feixe externo para paliar metástases ósseas e mostrou que o estrôncio prolongou o tempo até ao aparecimento de novas dores ósseas **(Serafini, 1998).** Os bisfosfonatos intravenosos devem ser considerados para os doentes com dores ósseas resistentes à radioterapia paliativa e aos analgésicos convencionais. Saad et al. relataram um ensaio prospetivo aleatório com três braços em doentes com cancro da próstata metastático refratário à castração que comparou o ácido zoledrónico a 4 mg iv de 3 em 3 semanas, 8 mg iv de 3 em 3 semanas ou placebo. O endpoint primário foi um evento relacionado com o esqueleto (SRE), como fratura patológica, compressão da medula espinal, cirurgia ou radioterapia para dores ósseas ou uma alteração no tratamento anticancerígeno para dores ósseas. A dose mais elevada de ácido zoledrónico causou danos renais e, durante o estudo, os doentes aleatorizados para a dose de 8 mg tiveram uma redução da dose para 4 mg. Assim, a utilização do ácido zoledrónico nesta população de doentes deve ser avaliada equilibrando este nível modesto de benefício com o risco de toxicidade (**Saad et al., 2004).**

A RM da coluna vertebral para detetar a compressão subclínica da medula deve ser considerada em homens com cancro da próstata refratário à castração, com metástases vertebrais e dores nas costas. Uma análise retrospetiva de doentes com cancro da próstata metastático e sem sintomas ou sinais de compressão da coluna vertebral mostrou que a RM foi capaz de identificar a compressão da medula em 16% e a evidência radiológica de compromisso da medula espinal em 11% **(Venkitaraman et al., 2007).**

Desafios para o desenvolvimento de novos agentes no cancro da próstata:

O desenvolvimento de novos agentes terapêuticos no cancro da próstata avançado apresenta desafios específicos devido a múltiplos factores, incluindo a idade avançada no momento do diagnóstico, com causas de morte concorrentes e dificuldades na avaliação da resposta no osso (o local predominante da doença metastática). Estes incluem a mitoxantrona, o ácido zoledrónico e o docetaxel. O Sipuleucel-T, uma vacina autóloga baseada em células, e o cabazitaxel foram aprovados em 2010.

Apesar destes avanços, o panorama geral dos tratamentos novos e eficazes para o cancro da próstata continua a ser difícil. O objetivo desta revisão é discutir os obstáculos específicos ao desenvolvimento de novos agentes no cancro da próstata e as potenciais estratégias para os ultrapassar. Ao longo dos últimos anos, foram feitos grandes progressos na compreensão da biologia do cancro da próstata, o que levou a que uma grande quantidade de novos agentes fosse investigada em tratamentos de primeira, segunda e mesmo terceira linha. Os desenhos dos ensaios e os agentes modestamente activos no contexto de uma doença complexa dificultam a aprovação de novos agentes **(Ajjai et al., 2010).**

Recentemente, a terapêutica com sipuleucel-T, abiraterona e cabazitaxel melhorou a sobrevivência global em ensaios de fase III para homens com m-CRPC. Os oncologistas são agora desafiados a determinar a resposta ao sipuleucel-T e o momento da terapia subsequente sem uma leitura fiável da eficácia. Além disso, têm de escolher o tratamento eficaz mais adequado para os doentes: imunoterapia ou quimioterapia. Atualmente, podemos guiar-nos apenas pelos critérios de elegibilidade para o ensaio IMPACT. Apenas os homens assintomáticos ou minimamente sintomáticos que não têm doença visceral devem ser considerados para o sipuleucel-T, enquanto os homens sintomáticos devem prosseguir com a quimioterapia **(Gary et al.,2011).**

Referências

Abrahamsson PA. Potenciais benefícios da terapia de supressão androgénica intermitente no tratamento do cancro da próstata: uma revisão sistemática da literatura. Eur Urol2010; 57: 49-59.

Albertsen PC, Hanley JA, Harlan LC. The positive yield of imaging studies in the evaluation of men with newly diagnosed prostate cancer: a population based analysis. J Urol 2000;163:1138:1143.

Al-Mamgani A, Heemsbergen WD, Peeters STH, Lebesque JV. Int J Radiat Oncol Biol Phys 2009;73:685-691.

Alvaro Martinez, Jeffrey Demanes, Razvan Galalae, Jose Gonzalez, Nils Nuernberg, Carlos Vargas, Rodney Rodriguez, Mitchell Hollander, Gary Gustafson. High dose rate 192Ir as monotherapy or as a boost: the new prostate brachytherapy, Treatment Methods for Early and Advanced Prostate Cancer-2008,ch22; P187.

Amal S.Ibrahim, Kadry Ismail, Hany Hussein, Ibrahim Abdel-Bar Seif-Eldein, Ahmed Hablas, Hisham Elhamzawy, Mohammad Ramadan. Prostate cancer, Cancer in Egypt , Gharbiah-2007, triennial report of 2000-2002Gharbiah population-based cancer registry(GPCR),Ch61;P76:77.

Comité Misto Americano do Cancro (AJCC): O que é o sistema de estadiamento TNM? Revisto em 28 de julho de 2008. Acedido em outubro de 2010. Disponível no endereço URL: http//www.cancerstaging. org/mission/ what is.html.

Associação Americana de Urologia. Comentário da AUA: política de melhores práticas para o antigénio específico da próstata. Oncologia2000; 14:267.

Andrew J Armstrong . Chemotherapy for advanced prostate cancer, Treatment Methods for Early and Advanced Prostate Cancer, 2008, Ch; 41, p 327-336.

Ann Barrett. Prostate cancer, practical radiotherapy planning (Cancro da próstata, planeamento prático da radioterapia), 2009, cap. 28; p. 331-349.

Asterling S, Greene DR: Avaliação prospetiva da função sexual em pacientes que recebem criocirurgia como tratamento radical primário para o cancro da próstata localizado. BJU Int 2009; 103: 788-792.

Aus G, Abbou CC, Bolla M, Heidenreich A, Schmid HP, van poppel H, Wolff J, Zattoni F. Orientações da EAU sobre o cancro da próstata. EUR Urol 2005; 48: 546-551.

Babaian RJ, Donnelly B, Bahn D. Declaração de boas práticas sobre criocirurgia para o tratamento do cancro da próstata localizado. J Urol 2008; 180:1993-2004.

Babaian RJ, Troncoso P, Bhadkamkar VA, Johnston DA. Analysis of clinicopathologic factors predicting outcome after radical prostatectomy. Cancer 2001; 91: 1414-22.

Bander N, Milowsky MI, Nanus DM. Fase I do ensaio. 177 J591 marcado com lutécio, um anticorpo monoclonal para o antigénio de membrana específico da próstata, em doentes com cancro da próstata independente dos androgénios. J Clin Oncol 2005; 23: 4591-4601.

Basillote JB, Ahlering TE, Skarecky DW, Lee DI. Clayman RV. Prostatectomia radical laparoscópica: revisão e avaliação de uma técnica emergente. Surg Endose 2004; 18: 1694-711.

Baylel AJ, Catton CN, Haycocks T. A randomized trial of supine vs prone positioning in patients undergoing escalated dose CRT. Radiother Oncol 2004; 70: 37-44.

Beekman KW, Fleming MT, Scher HI, Slovin SF, Ishill NM, Heller G, Kelly WK. Quimioterapia de segunda linha para o cancro da próstata: caraterísticas dos doentes e sobrevivência. Clin Prostate Cancer 2005; 4: 86-90.

Beer TM. Advances in Systemic Therapy for Prostate Cancer (Avanços na terapia sistémica do cancro da próstata): Chemotherapy for Androgen-Independent Prostate Cancer (Quimioterapia para o cancro da próstata independente dos androgénios). Proc Am Soc Clin Oncol 2004; 225-232.

Beer TM, Hough KM, Garzotto M, Lowe BA, Henner WD. Dose elevada semanal de calcitriol e docetaxel no cancro da próstata avançado. Semin Oncol 2001; 28: 49-55.

Beer T, Myrthue A. Calcitriol in cancer treatment: from the lab to the clinic. Mol Cancer Ther 2004; 3: 373-381.

Belal M, Abrams P. Noninvasive methods of diagnosing bladder outlet obstruction in men, part2: noninvasive urodynamics and combination of measures. J Uro 2006; 176: 29-35.

Berquin M, Min Y, Wu R. Modulation of prostate cancer genetic risk by omega-3 and omega-6 fatty acids. J. Clin. Invest.2007; 117 (7): 1866 - 1875.

Berry WR, Halthorn JW, Dakhil SR, Loesch DM, Jackson DV, Gregurich MA, Newcomb-Fernandez JK, Asmar L. Ensaio aleatório de fase 2 de paclitaxel semanal com ou sem fosfato de estramustina em cancro da próstata progressivo, metastático e refratário às hormonas. Clin Prostate Cancer; 2004: 104-111.

Bert C, Metheany KG, Doppke KP, Taghian AG, Powell SN, Chen GTY. Experiência clínica com um sistema de configuração de paciente de superfície 3D para alinhamento de pacientes com irradiação parcial da mama. Int JRadiat Oncol Bio Phys 2006; 64: 1265-1274.

Berthold DR, Pond GR, Soban F. Docetaxel mais prednisona ou mitoxantrona mais prednisona para o cancro da próstata avançado: sobrevivência actualizada no estudo TAX 327. J Clin Oncol 2008; 26: 242-245.

Berthold D, Sternberg CN, Tannock IF. Gestão do cancro da próstata avançado após quimioterapia de primeira linha. J Clin Oncol 2005; 23: 8247-8252.

Bhandari MS, Crook J, Hussain M. Should intermittent androgen deprivation be used in routine clinical practice? J Clin Oncol 2005; 23: 8212-8.

Bhide SA, Nutting CM. Avanços recentes em radioterapia. BMC Med 2010; 8:25.

Blana A, Walter B, Rogenhofer S, Wieland WF. Ultra-sons focalizados de alta intensidade para o tratamento do cancro da próstata localizado: experiência de 5 anos. Urology 2004; 63:297-300.

Boyer A, Biggs P, Galvin J, Klein E, LoSasso T, Low D. Para o Comité de Radioterapia. Relatório do grupo de trabalho n.º 50. Aplicações básicas de colimadores multileaf. Relatório da AAPM nº 72. 2001.

Brachman DG, Thomas T, Hilbe J, Beyer DC. Failure-free survival following brachytherapy alone or external beam irradiation alone for T1-2 prostate tumors in 2222 patients: results from a single practice. Int J Radiat Oncol Biol Phys. 2000; 48: 111-7.

Brawer MK. Terapia Hormonal para o Cancro da Próstata.Rev Urol 2006; 8:S35-S47.

Breedveld P, Stassen HG, Meijer DW, Stassen IPS. Fundamentação teórica e solução concetual para problemas de perceção de profundidade e coordenação olho-mão em cirurgia laparoscópica. Minim Invas Ther Allied Techno! 1999; 8: 227-34.

Breitz HB, Roman LA, Karlov PA. Um estudo de fase II de picoplatina com docetaxel e prednisona em doentes sem quimioterapia com cancro da próstata metastático refratário às hormonas (CRPC). J Clin Oncol 2008; 26 (20 de maio Suppl; abstr 5153).

Burkhard FC, Studer UE. O papel da linfadenectomia no cancro da próstata de alto risco. World J Urol 2008; 26: 231-236.

Carducci MA, Padley RJ, Breul J, Vogehang NJ, Zonnenberg BA, Daliani DD, Schulman CC, Nabulsi AA, Humerickhouse RA, Weinberg MA, Schmitt JL, Nelson JB. Effect of endothelin-A recetor blockade with atrasentan on tumor progression in men with hormone- refractory prostate cancer: a randomized, phase II. placebo-controlled trial. J Clin Oncol 2003; 21:679-689.

Carter HB, Walsh PC, Landis P. Expectant management of non-palpable prostate cancer with curative intent: preliminary results. J Urol 2002; 167: 1231.

Castagneto B, Ferraris V, Perachino M. Administração semanal de carboplatina padronizada em baixa dose (CBDCA) no tratamento do cancro da próstata avançado refratário às hormonas (CRPC): um estudo de fase II. Actas do Simpósio de Cancro GH 2006; resumo 243.

Cheng CW, Das IJ. Avaliação do plano de tratamento utilizando o histograma dose-volume (DVH) e o histograma dose-volume espacial (zDVH). International Journal of Radiation Oncology, Biology, Physics, 43(5), 1999, pp. 1143-1150.

Choo R, DeBoer G, Klotz L, Danjoux C, Morton GC, Rakovitch E, Fleshner N, Bunting P, Kapusta L, Hruby G. PSA doubling time of prostate carcinoma managed with watchful observation - alone. Int J Radiat Oncol Biol Phys 2001; 50:615-20.

Chun FK, Brigand A, Jeldres C, Erbersdobler A, Schlomm T, Steuber T, Gallina A, Wah J, Perrotte P, Huland H, Graefen M, Karakiewicz PI. A origem zonal do cancro da próstata localizado não afecta a taxa de recorrência bioquímica após prostatectomia radical. Eur Urol 2007; 51:94955.

Cleave ME, Goldenberg SL, Chin JL, Warner J, Saad F, Klotz LH, Jewett M, Kassabian V, Chetner M, Dupont C, Van Rensselaer S. Grupo Canadiano de Uro-Oncologia. Randomized comparative study of 3 versus 8-month neoadjuvant 'hormonal therapy before radical prostatectomy:biochemical and pathological effects. J Urol 2001; 166: 500506.

Coakley F. and Hricak H. Radiologic anatomy of the prostate gland: a clinical approach. Radiol. Clin North Am 2000; 38: 15-30.

Crawford E, Pauler DK, Tangen CM. Three-month change in PSA as a surrogate endpoint for mortality in advanced hormone-refractory prostate cancer: data from Southwest Oncology Group Study 9916. Proc Am Soc Clin Oncol 2004; 23:382$.

Critz FA, William WH. Ressalto do antigénio específico da próstata após implantação de sementes radioactivas seguida de radiação de feixe externo para o cancro da próstata J Urol 2000; 4:1085-9.

Critz FA. Tempo para atingir um nadir de antigénio específico da próstata de 0,2 ng/ml após irradiação simultânea para o cancro da próstata. J Urol 2002; 168:24342438.

Crook J, Milosevic M, Cation P, Yeung I, Haycocks T, Tran T, Cation C, McLean M, Panzarella T, Haider MA. Interobserver variation in postimplant computed tomography contouring affects quality assessment of prostate brachytherapy. Brachytherapy 2002; 1:66-73.

Daisne JF, Duprez T, weynand B. Tumor volume in pharyngolaryngeal squamous cell carcinoma: comparison at CT MRI, and PET and validation with surgical specimen. Radiologia 2004; 233:93-100.

Dakwar G, Ahmed M, Sawczuk I, Rosen J, Lanteri V, Esposito M. Extraperitoneal robotic prostatectomy: comparison of technique and results at one institution. J Vrol 2003; 169: Resumo 1660.

Dan Theodorescu, Krupski TL. Prostate Cancer - Biology, Diagnosis, Pathology, Staging, and Natural History (Cancro da Próstata - Biologia, Diagnóstico, Patologia, Estadiamento e História Natural) J Urol. 2009; 158:131-7.

Daniels NA, Nielson CM. Sex hormones and the risk of incident prostate cancer. Urology. 2010; 76(5): 1034-40.

Das P, Chen MH, Valentine K, Lopes L, Cormack RA, Renshaw AA, Tempany CM, Kumar S, D'Amico AV. Using the magnitude of PSA bounce after MRI-guided prostate brachytherapy to distinguish recurrence, benign precipitating factors, and idiopathic bounce. Int J Radiat Oncol Biol Phys 2002; 54:698-702.

Daskivich TJ, Oh WK. Progressos recentes na terapia hormonal para o cancro da próstata avançado. Curr Opin Urol 2006; 16:173-8.

Dasu A. O valor alfa/beta para tumores da próstata é suficientemente baixo para ser utilizado com segurança em ensaios clínicos? Clin Oncol (R Coll Radiol) 2007; 19:289-301. **Dawson LA, Jaffray A.** Advances in image-guided radiation therapy (Avanços na radioterapia guiada por imagem). JClin Oncol 2007; 25:938-946.

Dawson LA, Litzenberg DW, Brock KK, Sanda M, Sullivan M, Sandier HM, Baiter JM. Uma comparação do movimento ventilatório da próstata em quatro posições de tratamento. Int J Radiat Oncol Biol Phys 2000; 48: 319323.

Dawson, LA & Sharpe. *Image-guided radiotherapy: rationale, benefits, AND LIMITATIONS. LANCET ONCOL 2006; 7 (10): 848-858.*

De Leval J, Boca P, YousefE, Nicolas H, Jeukenne M, Seidel L, Boufjloux C, Coppens L, Bonnet P, Andrianne R, Wlatregny DA. Intermittent versus continuous total androgen blockade in the treatment of patients with advanced hormone-naive prostate cancer: results of a prospective randomized multicenter trial. Clin Prostate Cancer 2002; 1:163-71.

Demanes DJ, Rodriguez RR, Schour L, Brandt D, Altieri G. Braquiterapia com modulação de intensidade de alta taxa de dose com radioterapia de feixe externo para cancro da próstata: Resultados de 10 anos da endocurieterapia da Califórnia. Int J Radiat Oncol Biol Phys 2005; 61:1306-1316.

Dreicer R, Agus DB, Mac Vica GR, et al. Segurança, farmacocinética e eficácia do TAK-700 na m-CRPC: Um estudo de fase I/II, aberto. J Clin Oncol.2010;28:15s

Dreicer R, Roth B, Petrylak D: Phase I/II trial of bortezomib plus docetaxel in patients with advanced androgen-independent prostate cancer [abstract 4654]. Proc Am Soc Clin Oncol 2004; 23:418.

Droz JP, Flechon A, Terret C. Prostate cancer: management of advanced disease. Ann Oncol 2002; 13 Suppl 4:89-94.

Eisenberger MA, Blumenstein BA, Crawford ED. Bilateral Orchiectomy with or without Flutamide for Metastatic Prostate Cancer. N Engl J Med 1998;339:1036-1042

Eisenberger MA, O'Dwyer PJ, Friedman MA. Análogos da hormona libertadora da hormona gonadotropina: uma nova abordagem para o cancro da próstata. J Clin Oncol 1986; 4: 414-24.

Elgamal AA, Ectors NL, Sunardhi-Widyaputra S, Van Poppel HP, Van Damme BJ, Baert LV. Deteção do antigénio específico da próstata no pâncreas e nas glândulas salivares: um impacto potencial na sobreavaliação do cancro da próstata. J Urol 1996; 156: 464-8.

Esiashvili N, Koshy M, Landry J. Intensity-modulated radiation therapy. Curr Probl Cancer. 2004; 28: 47-84.

Fiorino C, Reni M, Bolognesi A. Erro de configuração em pacientes em posição supina imobilizados com duas modalidades diferentes durante a radioterapia conformada do cancro da próstata. Radiother Oncol 1998; 49: 133-141.

Flaig TW, Barqawi A, Miller G. A phase II trial of dexamethasone, vitamin D, and carboplatin in patients with hormonerefractory prostate cancer. Cancro 2006; 107: 266-74.

Fowler JF, Tome WA, Fenwick JD. A challenge to traditional radiation oncology. Int J Radiat Oncol Biol Phys 2004; 60:1241-56

Galafae RM, Martinez A, Nuernberg N, Edmundson G, Gustafson G, Gonzalez J, Kimming B. Braquiterapia HDR conformada hipofraccionada em homens sem hormonas com cancro da próstata localizado: a escalada para uma dose biologicamente equivalente muito elevada é benéfica em todos os grupos de risco prognóstico? Strahlenther Onkol 2006;

182:135-141.

Galsky MD, Small EJ, Oh WK, Chen I, Smith DC, Colevas AD, Martone L, Curley T, Delacruz A, Scher HI, Kelly WK. Estudo aleatório multi-institucional de fase II do análogo da epothilone B ixabepilone (BMS-247550) com ou sem fosfato de estramustina em doentes com cancro da próstata metastático progressivo após castração. J Clin Oncol 2005; 23:1439-1446.

Ganry O. Phytoestrogens and prostate cancer risk (Fitoestrogénios e risco de cancro da próstata). Prev Med 2005; 41: 16.

Gary R.MacVicar,MD, Robert H, Lurie. Comprehensive cancer center of Northwestern University.**2011,** by amrican society of clinical oncology.1092-911811011-10.

Gelet et al. Gelet A, Chapelon JY, Poissonnier L. Recorrência local do cancro da próstata após radioterapia com feixe externo: Experiência inicial de terapia de resgate utilizando ultrassonografia focalizada de alta intensidade. Urology 2004; 63:625-629.

George DJ: Recetor tyrosine kinases as rational targets for prostate cancer treatment: Platelet-derived growth fator recetor and imatinib mesylate. Urology 2002; 60(Suppl 3A):115-122.

George DJ, Halabi S, Shepard TF. Prognostic significance of plasma vascular endothelial growth fator levels in patients with hormone- refractory prostate cancer treated on Cancer and Leukemia Group B 9480. Clin Cancer Res 2001; 7(7): 1932-1936.

Ghilezan M, Yan D, Liang J. Radioterapia de intensidade modulada guiada por imagem online para o cancro da próstata: Que melhorias podemos esperar? Uma avaliação teórica dos benefícios clínicos e da potencial escalada da dose através da melhoria da precisão e exatidão da aplicação da radiação. Int J Radiat Oncol Biol Phys 2004; 60: 1602-1610.

Gildersleve J, Dearnaley DP, Evans PM. Reprodutibilidade do posicionamento do doente durante a radioterapia de rotina, avaliada por um sistema integrado de imagens de megavoltagem. Radiother Oncol 1995; 35: 151-160.

Glatstein E. Radioterapia de intensidade modulada: The inverse, the converse, and the perverse. Sem Radiat Oncol 2002; 12: 272-281.

Gokhan . cancro da próstata, oncologia básica por radiação, 2010, cap. 8; p362380).

Gohji K, Kitazawa S, Tamada H, Katsuoka Y, Nakajima M. Expression of endothelin recetor A associated with prostate cancer progression. J Urol 2001; 165: 1033-1036.

Goodin S, Rao KV, Kane M, Dave N, Capanna T, Doyle-Lindrud S, Engle E, Jin L, Todd M, DiPaola RS. A phase2 trial of docetaxel and vinorelbine in patients with hormone-refractory prostate cancer. Cancer Chemother Pharmacol 2005; 56: 199-204.

Greene FL, Page DR, Fleming ID. Comité Conjunto Americano do Cancro. Manual de estadiamento do cancro AJCC, 6th ed. NOVA IORQUE: Springer-Verlag 2003.

Gretzer MB, Trock BJ, Han M, Walsh PC. A critical analysis of the interpretation of biochemical failure in cirurgically treated patients using the American Society for Therapeutic Radiation and Oncology criteria. J Urol 2002; 168(pt 1):1419-1422.

Guix B, Bartrina J, Henriquez I, Tello J, Vendrell J, Serrate R. Tratamento combinado de radioterapia 3D-conformal mais braquiterapia HDR como tratamento para o cancro da próstata de risco intermédio ou elevado: toxicidade precoce e resultados bioquímicos de um ensaio prospetivo aleatório de escalonamento da dose. Int J Radiat Oncol Biol Phys 2007; 69: S85.

Hahn NM, Marsh S, Fisher W. Estudo aleatório de fase II do Hoosier Oncology Group sobre docetaxel, vinorelbina e estramustina em combinação no cancro da próstata refratário às hormonas com análise farmacogenética da sobrevivência. Clin Cancer Res 2006; 12: 6094-9.

Hanlon AL, Diratzouian H, Hanks GE. Posttreatment prostate-specific antigen nadir highly predictive of distant failure and death from prostate cancer. Int J Radiat Oncol Biol Phys 2002; 53:297-303.

Harris KA, Harney E, Small EJ. Liposomai doxorubicin for the treatment of hormone-refractory prostate cancer. Clin Prostate Cancer 2002; 1:37-41.

Hasan Y, Mitchell C, Wilson G, Demanes DJ, Gillian AA, Martinez AA. Long-term outcome for high-dose-rate brachytherapy boost treatment of prostate cancer. Brachytherapy2007; 6:85.

Hay MP. ZD-0473 AstraZeneca. Curr Opin Investig Drugs 2000; 1: 2636.

Heidenreich A, Ohlmann CH. Opções de tratamento para o cancro da próstata refratário às hormonas. Urologe A 2005; 44: 1303-4, 1306-14.

Heidenreich A, Varga Z, Von Knobloch R. Extended pelvic lymphadenectomy in patients undergoing radical prostatectomy:high incidence of lymph node metastasis. J. Urol 2002; 167:1681-6.

Hendee WR, Ibbott GS, Hendee EG. Radiation Therapy Physics, 3[a] ed., John Wiley & Sons, Inc., Hoboken, 2005, pp. 265-267. John Wiley & Sons, Inc., Hoboken, 2005, pp. 265-267.

HGSA. Boletim de Política Médica do Medicare. Radioterapia de intensidade modulada (IMRT). Acedido em http://www.hgsa.com/ professionals/policy- Notice/r10.html, 2002.

Higano C. Terapia de privação de androgénio: monitorização e gestão das complicações. Hematol Oncol Clin North Am 2006; 20: 909-23.

Holmberg L, Bill-Axelson A, Helgesen F. A randomized trial comparing radical prostatectomy with watchful waiting in early prostate cancer. N Engl J Med 2002; 347:781-789.

Hricak H, Choyke PL, Eberhardt SC, Leibel SA, Scardino PT. Imagiologia do cancro da próstata: uma perspetiva multidisciplinar. Radiologia 2007; 243: 2853.

Hua C, Lovelock DM, Mageras GS, Katz MS, Mechalakos J, Lief EP, Hollister T, Lutz WR, Zelefsky MJ, Ling CC. Desenvolvimento de uma ferramenta de alinhamento semiautomático para a localização acelerada da próstata. Int J Radiat Oncol Biol Phys 2003; 55: 811-24.

Humphrey PA. Classificação de Gleason e factores de prognóstico no carcinoma da próstata. Mod Pathol 2004, 17(3):292-306.

Iverse P. Bicalutamide monotherapy for early state prostate cancer. J Urol 2003; 170: S48-S54.

Jackson A, Skwarclmk MW, Zelefsky MJ, Cowen DM, Venkatmman ES, Levegrun S, Bunnan CM, Kutcher GJ, Fuks Z, Liebel SA, Ling CC. Hemorragia rectal tardia após radioterapia conformacional do cancro da próstata. II. Efeitos de volume e histogramas de dose-volume. Int J Radiat Oncol Biol Phys 2001; 49:685-98.

Jamie A Cesaretti, Nelson N Stone, Johnny Kao, Richard G. Stock, Braquiterapia para o tratamento do cancro da próstata, Métodos de tratamento do cancro da próstata inicial e avançado -2008, Capítulo 21; 175-182

Jani AB, Roeske JC, Rash C. Intensity- modulated radiation therapy for prostate cancer (Radioterapia de intensidade modulada para o cancro da próstata). Clin Prostate Cancer. 2003; 2: 98-105.

Jeraj M. Veclistni. Kolimator v radioterapiji. Diplomska naloga. Ljubljana: Visoka sola za zdravstvo; 2003.

Johansson JE, Holmberg L, Johansson S, Bergstrdm R, Adaini HO. Sobrevivência de quinze anos no cancro da próstata: Um estudo prospetivo de base populacional na Suécia. J Am Med Assoc 2005; 277: 467-471.

Jungi WF, Bernhard J, Hurny C. Effect of carboplatin on response and palliation in hormone-refractory prostate cancer. Grupo Suíço de Investigação Clínica do Cancro (SAKK). Support Care Cancer 1998; 6: 462-8.

Kantoff PW, Halabi S, Fanner DA, Hayes DF, Vogehang NA, Small EJ. Prognostic significance of reverse transcriptase polymerase chain reaction for prostate-specific antigen in men with hormone-refractory prostate cancer. J Clin Oncol 2001; 19:3025-8.

Karakiewicz PI, Easthain JA, Graefen M, Cagiannos I, Strieker PD, Klein E, Cangiano T, Schroder FH, Scardino PT, Kattan MW. Impacto prognóstico das margens cirúrgicas positivas no cancro da próstata tratado cirurgicamente: avaliação multi-institucional de 5831 pacientes. Urology 2005; 66: 1245-50.

Katz AJ, Santoro M, Ashley R, Diblasio F, Witten M. Stereotactic body radiotherapy for organ-confined prostate cancer. BMC Urol 2010; 10: 1.

Katz AE, Rukstalis DB. Introdução: Os recentes avanços científicos e tecnológicos desafiaram as opções de tratamento tradicionais para pacientes com cancro da próstata localizado. Urologia 2002; 60: 1-2.

Kelly WK, Curley T, Leibretz C, Dnistrian A, Schwartz M, Seller HI. Prospective evaluation of hydrocortisone and suramin in patients with androgen- independent prostate cancer (Avaliação prospetiva da hidrocortisona e da suramina em doentes com cancro da próstata independente dos androgénios). J Clin Oncol 1995; 13:2208-13.

Keyes M, Schellenberg D, Moravan K, McKenzie M, Agranovich A, Pickles T, WuJ, Liu M, BucciJ, Morris WJ. Declínio na retenção urinária

incidência em 805 doentes após braquiterapia da próstata: o efeito da curva de aprendizagem? Int J Radiat Oncol Bio! Phys 2006; 64: 825-34.

Khan MA, Partin A W, Mangold LA, Epstein JI, Walsh PC. Probabilidade de recorrência bioquímica através da análise do estádio patológico, pontuação de Gleason e estado da margem para o cancro da próstata localizado. Urology 2003; 62: 866-71.

Khoo VS, Bedford JL, Webb S. Class solutions for conformal external beam prostate radiotherapy. Int J Radiat Oncol Biol Phys 2003; 55: 11091120.

Khoo VS, Dearnaley DP, Finnigan DJ. Magnetic resonance imaging (MRI): considerations and applications in radiotherapy planning. Radiother Oncol 1997; 42: 1-15.

Khoo VS. Radiotheraputic techniques for prostate cancer, dose escalation and brachytherapy. Clin Oncol (R Coll Radiol 2005; 17: 560-71.

Khoo VS, Padhani AR, Tanner SF. Comparação de sequências de RM com TC para o planeamento da radioterapia do cancro da próstata: um estudo de viabilidade. Br J Radiol 1999; 72: 590-597.

Kitamura K, Shirato H, Seppenwoolde Y, Onimaru R, Oda M, Fujita K, Shimizu S, Shinohara N, Harabayashi T, Miyasaka K. Movimento interaccional tridimensional da próstata medido durante a radioterapia de rastreio de tumores em tempo real em posições de tratamento em decúbito dorsal e em decúbito ventral. Int J Radiat Oncol Biol Phys 2002; 53: 1117-23.

Klein EE & Low DA. Interleaf Leakage For 5 and 10 mm Dynamic Multileaf Collimation Systems Incorporating Patient Motion. Med Phys 2001; 28(8):1703-10.

Klotz L. Active surveillance for prostate cancer: for whom? J Clin Oncol 2005; 23: 8165-8169.

Kollmeier MA, Stock RG, Cesaretti J, Stone AW. Urinary morbidity and incontinence following transurethral resection of the prostate after brachytherapy J Urol 2005; 173:808-12.

Kovacs G, Potter R, Loch T, Hammer J, Kolkman-Deurloo IK, de la Rosette JJ, Bertermann H. Recomendações do GEC/ ESTRO-EAU sobre braquiterapia temporária utilizando fontes de passo para o cancro da próstata localizado. Radiother Oncol 2005; 74:137-148.

Kramer BS, Hagerty KL. *NCI, vol. 7/no. 5, 9 de março (2010).*

Kucuk O, Fisher E, Moinpour CM, Coleman D, Hussain MH, Sartor AO, Chatta GS, Lowe BA, Eisenberger MA, Crawford ED. Phase II trial of bicalutamide in patients with advanced prostate cancer in whom conventional hormonal therapy failed: a Southwest Oncology Group study (SWOG 9235). Urology 2001; 58: 53-8.

Kupelian PA, Elshaikh M, Reddy CA. Comparação da eficácia das terapias locais para o cancro da próstata localizado na era do antigénio específico da próstata: uma grande experiência de uma única instituição com prostatectomia radical e radioterapia de feixe externo. J Clin Oncol 2002; 20: 3376-3385.

Kupelian PA, Lee C, Langen KM, Zeidan OA, Mafion RR, Willoiighby TR, Meeks SL. Avaliação das estratégias de orientação por imagem no tratamento do cancro da próstata localizado. Int J Radiat Oncol Biol Phys 2008; 70: 11511157.

Kupelian P, Willoughby T, Mahadevan A. Experiência clínica multi-institucional com o Sistema Calypso na localização e monitorização contínua e em tempo real da glândula prostática durante a radioterapia externa. Int J Radiat Oncol Biol Phys 67: 1088-1098, 2007.

Kurhanewicz J, Vigneron DB, Males KG, Swanson MG, Yu KK, Hricak LL. A próstata: Imagem por RM e espetroscopia. Presente e futuro. Radiol Clin North Am 2000; 38:115-38.

Labrie F, Dupont A, Belanger A, Giguere M, Lacoursiere Y, Emond J, Monfette G, Bergeron V. Terapia combinada com flutamida e castração (agonistas da LHRH ou orquiectomia) no cancro prostático avançado: uma melhoria acentuada da resposta e da sobrevivência. J Steroid Biochem 1999; 23: 833-41.

Lam JS, Leppert JT, Vemulapalli SN, Shvarts O, Belldegrun AS. Terapia hormonal secundária para o cancro da próstata avançado. J Urol 2006; 175:27-34.

Laufer M, Denmeade SR, Sinibaldi VJ, Carducd MA, Eisenberger MA. Complete androgen blockade for prostate cancer: what went wrong? J Urol 2000; 164:3-9.

Leak BJ, Tewari A, Menon M. Long-term survival in men with clinically localized high grade prostate cancer managed conservatively compared with definitive radiation or radical prostatectomy. *J Urol.* 2002; 167: 155156.

Lee FY, Borzitleri R, Fairchild CR, Kim SH, Long BH, Reventos-Suarez C, VHe GD, Rose WC, Kramer RA. BMS-247550: um novo análogo da epotilona com um modo de ação semelhante ao paclitaxel, mas com uma eficácia antitumoral superior. Clin Cancer Res 2001; 7: 1429-1437.

Lee N, Fawaaz R, Olsson CA. Que doentes com cancro da próstata recentemente diagnosticado necessitam de uma cintigrafia óssea com radionuclídeos? Uma análise baseada em 631 pacientes. Int J Radiat Oncol Biol Phys 2000 ;48:1443:1446.

Lee NY, Mechalakos JG, Nehmeh S, Lin 2, Squire OD, Cai S, Chan K, Zanzonico PB, Greco C, Ling CC, Humm JL, Schoder H. Emissão de positrões de fluoromisonidazol marcado com flúor-18 e radioterapia de intensidade modulada guiada por tomografia computorizada para o cancro da cabeça e do pescoço: um estudo de viabilidade. Int J Radiat Oncol Biol Phys 2008; 70:2-13.

Leibel SA, Fuks Z, Zelefsky MJ. Technological advances in externalbeam radiation therapy for the treatment of localized prostate cancer (Avanços tecnológicos na radioterapia de feixe externo para o tratamento do cancro da próstata localizado). Semin Oncol 2003; 30: 596.

Leung S, Miyake H, Zetlweger T, Tolcher A, Gleave ME. Quimiossensibilização sinérgica e inibição da progressão para a independência androgénica por oligodeoxi-nucleótido BCL-2-2 antisense e paclitaxel no modelo de tumor da próstata LNCaP. Int J Cancer 2001; 91:846-850.

Levitt SH, Purdy JA, Perez CA. Technical basis of radiation therapy, 4ª edição revista. Springer, Berlim, 2006.

Li H, Bubley GJ, Balk SP. Hypoxia-inducible fator-lalpha (HIF-lalpha) gene polymorphisms, circulatinginsulin- like growth fator binding protein (IGFBP)-3 levels and prostate cancer. Prostate 2007; 67: 1354-61.

Lin AM, Small EJ. Atualização do cancro da próstata: 2007. Curr Opin Oncol 2008; 20(3): 294-.

Ling CC, Humm J, Larson S. Towards multi-dimensional radiotherapy (MD-CRT): Biological imaging and biological conformality. Int J Radiat Oncol Biol Phys 2000; 47(3):551-560.

Lo SS, Fakiris AJ, Chang EL, Mayr NA, Wang JZ, Papiei L, Teh BS, McGarry RC, Cardenes HR, Timmennan RD. Radioterapia corporal estereotáxica: uma nova modalidade de tratamento. Nat Rev Clin Oncol 2010; 7:44-54.

Lonneux M, Hamoir M, Reychler H, Maingon P, Duvillard C, Calais G, Bridji B, Digue L, Toubeau M, Gregoire V. A tomografia por emissão de positrões com [18f Jfluorodeoxiglucose melhora o estadiamento e a gestão dos doentes com carcinoma espinocelular da cabeça e do pescoço: um estudo prospetivo multicêntrico. J Clin Oncol 2010; 28:1190-1195.

M. Kara Bucci, MD; Alison Bevan, MD, PhD. Advances in Radiation Therapy: Conventional to 3D, to IMRT, to 4D and Beyond Mack Roach III, MD CA Cancer J Clin 2005;55:117-134.

Mack Roach . Cancro da próstata,Leibel and Phillips Textbook of Radiation Oncology2010 3ed edition, cap 45.

Madersbacher S, Pedevilla M, Vingers L, et al: Effect of high-intensity focused ultrasound on human prostate cancer in vivo. Cancer Res 1995; 55:3346-3351.

Mah D, Freedman G, Milestone B. Measurement of intrafractional prostate motion using magnetic resonance imaging. Int J Radiat Oncol Biol Phys 2002; 54:568-575, 2002.

MarioA. Eisenberger, MD Michael Carducci, MD. Treatment of Hormone-Refractory Prostate Cancer (Tratamento do cancro da próstata refratário às hormonas), ALANJ. WEIN Campbell-Walsh Urology, 9ª ed. 2007 , Ch105.

Mark RJ, Akins RS, Anderson PJ. Braquiterapia intersticial de alta taxa de dose (HDR) como monoterapia para cancro da próstata em fase inicial: um relatório de 206 casos. Int J Radiat Oncol Biol Phys 2007; 69(3)(suppl 1): S329.

Mathew P, Thall PF, Jones D. Inibidor do recetor do fator de crescimento derivado das plaquetas, mesilato de imatinib e docetaxel: Um ensaio modular de fase I no cancro da próstata independente de androgénio. J Clin Oncol 2004; 22:3323-3329. [PMID: 15310776] 56).

Matjaz Jeraj, Vlado Robar. Colimador multi-folhas em radioterapia. Radiol Oncol 2004; 38(3): 235-40.

Mclaughlin PW, Troyer S, Berri S, Narayana V, Meirowitz A, Roberson PL, Montie J. Functional anatomy of the prostate: implications for treatment planning. Int J Radiat Oncol Biol Phys 2005; 63:479-91.

Merrick GS, Butler WM, Wallner KE, Galbreath RW, Murray B, Zeroski D, Lief JH. Disúria após braquiterapia permanente da próstata. Int J Radiat Oncol Biol Phys 2003; 55:979-85.

Messing EM, Manola J, Yao J, Kiernan M, Crawford D, Wilding G, di'SantAgnese PA, Trump D. Eastern Cooperative Oncology Group study EST 3886, Immediate versus deferred androgen deprivation treatment in patients with node-positive prostate cancer after radical prostatectomy and pelvic lymphadenectomy. Lancet Oncol 2006; 7:472-479.

Michael J. Zelefsky,Richard K. Valicenti, Margie Hunt, Carlos A. Perez . Cancro da próstata de baixo risco, : Perez and Brady's Principles and Practice of Radiation Oncology 2008, 5ª Edição, Capítulo 62 ,p1440:1476.

Michalski JM, Winter K, Purdy JA, Wilder R, Perez CA, Roach M, Parliament M, Pollack A, Markoe A, Harms WB, Sandier H, Cox JD. Trade-off to low-grade toxicity with conformal radiation therapy for prostate cancer on Radiation Therapy Oncology Group 9406. Semin Radiat Oncol 2002; 12:75-80.

Moser L, Schostak M, Miller K, Hinkelbein W. Controversies in the Treatment of Prostate

Cancer (Controvérsias no tratamento do cancro da próstata). Front Radiat Ther Oncol 2008; 41:26-31.

Mundy AR, Fizpatrick J, Neal D. A próstata e a hiperplasia benigna da próstata. In: The Scientific Basic of Urology, Capítulo 13. Oxford: Isis Medical Media 1999: 257-76.

Muren LP, Wasbo E, Helle SI, Hysing LB, Karlsdottir A, Odland OH, Valen H, Ekerold R, Johannessen DC. Radioterapia com modulação da intensidade dos gânglios linfáticos pélvicos no cancro da próstata localmente avançado: procedimentos de planeamento e experiências iniciais. Int, J Radiat Oncol Biol Phys 2008; 71:1034-1041.

Nabhan C,Tolzien K, Lestingi T, Bitran J. Efeito da manutenção de GM-CSF em doentes com cancro da próstata resistente à castração (CRPC) que maximizaram a sua resposta à quimioterapia na resposta bioquímica em ASCO/GU Proceeding 2010;124

Nakabayashi M, Sartor O, Jacobus S. Response to Docetaxel (D)/carboplatin (C)-based chemo- therapy as firstand second-line therapy in patients with metastatic hormonerefractory prostate cancer (CRPC). J Clin Oncol 2007 ASCO Annual Meeting Proceedings Part I. Vol 25, No. 18S (Suplemento de 20 de junho), 2007.

Nakabayashi M, Xie W, Regan MM, Jackman DM, KantoffPW, Oh WK. Resposta a uma dose baixa de cetoconazol e subsequente aumento da dose para uma dose elevada de cetoconazol em doentes com cancro da próstata independente de androgénios. Cancro 2006; 107: 975-81.

Namiki S, Ishidoya S, Tochigi T, Kawamura S, Kuwahara M, Terai A, Yoshimura K, Numata 1, Satoh M, Saito S, Takai Y, Yamada S, Aral Y. Qualidade de vida relacionada com a saúde após radioterapia de intensidade modulada para cancro da próstata localizado: comparação com radioterapia convencional e conformada. Jpn J ClinOncol 2006; 3: 224-30.

Rede Nacional de Cancro Abrangente (NCCN). Diretrizes de prática clínica em oncologia. Diretrizes para o cancro da próstata. V.3.2011. Acedido em maio de 2011. Disponível no endereço URL: http://www.nccn.org /professionals /physicians/ prostate.pdf.

Nelson J, Bagnato A, Battistini B, Nisen P: The endothelin axis: Emerging role in cancer. Nat Rev Cancer 2003; 3:110-116.

Newling D, Fossa SD, Andersson L, Abrahamsson PA, Aso Y, Eisenberger MA, Khoury S, Kozlowski JS, Kelly K, Scher H, Hartley-Asp B. Assessment of hormone refractory prostate cancer. Urology 1997; 49: 46-53.

Nichol AM, Brock KK, Lockwood GA. Um estudo de ressonância magnética da deformação da próstata relativamente a marcadores fiduciais de ouro implantados. Int J Radiat Oncol Biol Phys 2007; 67:48-56, 2007.

Nihei K, Ogino T, Ishikura S, Kawashima M, Nishimura H, Arahira S, Onozawa M. Estudo de viabilidade de fase II de radioterapia de alta dose para o cancro da próstata utilizando terapia de impulso de protões: primeiro ensaio clínico de terapia de feixe de protões para o cancro da próstata no Japão. Jpn J Clin Oncol 2005; 35:74552.

Nutting CM, Khoo VS, Walker V. Um estudo aleatório sobre a utilização de um sistema de imobilização personalizado no tratamento do cancro da próstata com radioterapia conformada. Radiother Oncol 2000; 54: 1-9.

Ocak I, Bernardo M, Metzger G, Barrett T. Dynamic contrast-enhanced MRI of prostate cancer at 3 T: a study of pharmacokinetic parameters. AJR Am J Roentgenol 2007; 189:849.

Ockrim JL, Laani el-N, Aslam M, Standfield TV, Abel PD. Alterações no fluxo vascular após terapêutica transdérmica com estradiol para o cancro da próstata: um mecanismo de toxicidade e benefício cardiovascular? BJU Int 2006; 97: 498-504.

Ockrim JL, Lalani EN, Laniado ME, Carter SS, Abel PD. Transdermal estradiol therapy for advanced prostate cancer-forward to the past J Urol 2003; 169:1735-7.

Oh WK, Halabi S, Kelly WK, Werner C, Godley PA, Vogelzang NJ, Small EJ. Grupo de Cancro e Leucemia B 99813. A phase II study of estramustine, docetaxel, and carboplatin with granulocyte-colonystimulating fator support in patients with hormone refractory prostate carcinoma: Cancer 2003; 98:2592-2598.

Oh WK, Tay M, Huang J. Is there a role for platinum chemotherapy in the treatment of patients with hormone-refractory prostate cancer? Cancro 2007; 109(3):477-86.

Ohori M, Abbas F, Wheeler TM, Rattan MW, Scardino PT, Lerner SP. Pathological features and prognostic significance of prostate cancer in the apical section determined by whole mount histology. J Urol 1999; 161:5004.

Oudard S, Caty A, Humblet Y. Phase II study of vinorelbine in patients with androgen-independent prostate cancer. Ann Oncol 2001; 12:847-52.

Parker CC, Damyanovich A, Haycocks T, Haider M, Bayley A, Catton CN. Magnetic resonance imaging in the radiation treatment planning of localized prostate cancer using intra-prostatic fiducial markers for computed tomography co-registration, Radiother Oncol 2004; 66:217-224.

Patel RR, Orton N, Tome WA, Chappett R, Ritter MA. Redução da dose rectal com um cateter balão e localização por ultra-sons na radioterapia conformativa para o cancro da próstata. Radiother Oncol 2003; 67:285-94.

Patrick A. Kupelian, MD, Katja M. Radioterapia guiada por imagem para cancro da próstata localizado: Tratando um alvo em movimento. Semin Radiat Oncol 2008; 18: 58-66.

Paulson DF, Lin GH, Hinshaw W. Radical surgery versus radiotherapy for adenocarcinoma of the prostate. J Urol 1982; 128: 502-504

Peeters ST, Heemshergen WD, Koper PC, van Putten WL, Slot A, Dielwart MF, Bonfrer JM, Incrocci L, Lebesque JV. Dose-resposta em radioterapia para cancro da próstata localizado: resultados do ensaio multicêntrico holandês aleatório de fase III que compara 68 Gy de radioterapia com 78 Gy.J Clin Oncol 2006; 24:1990-6.

Perer E, Lee DI, Ahlering TE, Dayman RV. Revelação robótica: prostatectomia radical laparoscópica por um cirurgião não-laparoscópico. J Am Coll Surg 2003; 197:693-696.

Perez CA, Brady LW. Principles and practice of Radiation Oncology, 3rd, Philadelphia, Lippincott Raven, 2010, pp. 1583-1694.

Perez CA, Michalski JM, Mansur D, Lockett MA. Terapia conformacional tridimensional versus radioterapia padrão no carcinoma localizado da próstata: uma atualização. Clin Prostate Cancer 2010; 1: 97-104.

Petrylak DP, Tangen CM, Hussain MH, Lara PN Jr, Jones JA, Tap/in ME, Burch PA, Berry D, Moinpour C, Kohli M, Benson MC, Small EJ, Raghavan D, Crawford ED. Docetaxel mais prednisona ou mitoxantrona mais prednisona para o cancro da próstata avançado. NEJM 2004; 351:1513-1 520.

Philip W., & Kantoff MD. Cancro da próstata: Factores de risco, *ACP Medicine Online, 2006.*

Picus J, Halabi S, Rini B. A utilização de bevacizumab (B) comdocetaxel (D) e estramustina (E) no cancro da próstata refratário às hormonas (HRPC): Resultados iniciais do CALGB 90006. Proc Am Soc ClinOncol 2003; 22: resumo 1578. **Pilepich MV, Krall JM, Sause WT.** Factores de prognóstico no carcinoma da próstata - análise do estudo RTOG 75-06. Int J Radiat Oncol Biol Phys 1987;13:339-349.

Pilepich MV, Winter K, Lawton CA, Krisch RE, Wolkov HB, Movsas B, Hug EB, Asbell SO, Grignon D. Supressão de androgénios adjuvante da radioterapia definitiva no carcinoma da próstata - Resultados a longo prazo da Fase III RTOG 85-31. Int J Radiat Oncol Biol Phys 2005; 61:1285-90.

Pisansky TM. External Beam Radiotherapy as Curative Treatment of Prostate Cancer

(Radioterapia de feixe externo como tratamento curativo do cancro da próstata). Mayo Clin Proc 2005; 80: 883-898.

Pisansky TM, Gold DG, Fumtani KM, Macdonald OK, McLaren RH, Mynderse LA, Wilson TM, Hebt JR, Choo R. High-dose-rate brachytherapy in the curative treatment of patients with localized prostate cancer. Mayo Clin Proc 2008; 83:1364-72.

Polascik TJ, Mouraviev K. Zoledronic acid in the management of metastatic bone disease. Therapeutics and Clinical Risk Management 2008 ; 4: 261-268.

Pollack A, Zagars GK, Starkschall G, Antolak JA, Lee JJ, Huang E, von Eschenbach AC, Kuban DA, Rosen I. Resposta à dose de radiação do cancro da próstata: resultados do ensaio aleatório de fase III do M.D. Anderson. Int J Radiat Oncol Biol Phys 2002; 53: 1097-105.

Potosky AL, Davis WW, Hoffman RM, Stanford JL, Stephenson RA, Penson DF, Harlan LC . Five-year outcomes after prostatectomy or radiotherapy for prostate cancer: the prostate cancer outcomes study J Natl Cancer Inst 2004; 96:1358-67.

Potters L, Klein EA, Kattan MW, Reddy CA, Ciezki JP, Reuther AM, Kupelian PA. Monoterapia para o cancro da próstata em estádio T1-T2; prostatectomia radical, radioterapia de feixe externo ou implantação de sementes permanentes. Radiother Oncol 2004; 71:29-33.

Pound CR, Brawer MK, Partin AW. Evaluation and treatment of men with biochemical prostate specific antigen recurrence following definitive therapy for clinically localized prostate cancer. Rev Urol 2001; 3:72-84.

Pound CR, Partin A W, Eisenberger MA, Chan DW, Pearson JD, Walsh PC. Natural history of progression after PSA elevation following radical prostatectomy . JAMA 1999; 281: 1591-1597.

Price R, Hanks GE, McNeeley SW Horwitz EM, Phwver WH. Advantages of using noncoplanar vs axial beam arrangements when treating prostate cancer with intensity modulated radiation therapy and the step-and-shoot delivery method. Int J Radiat Oncol Biol Phys 2002; 53:236-43.

Pungtia RS, D'Amico AV, Catalona WJ, Roehl KA, Kuntz KM. Effect of verification bias on screening for prostate cancer by measurement of pro state-specific antigen. N Engl J Med 2003; 349: 335-42.

Purohit RS, Shinohara K, Meng MV. Imagiologia do cancro da próstata clinicamente localizado. Urol Clin North Am 2003; 30:279- 293.

Quilty PM, Kirk D, Bolger JJ. A comparison of the palliative effects of strontium-89 and external beam radiotherapy in metastatic prostate cancer. Radiother Oncol 1994; 31: 33-40.

Ranparia DJ, Hart L, Assimos DG. Utility of chest radiography and cystoscopy in the evaluation of patients with localized prostate cancer. Urology 1996; 48:72-4.

Rassweiler J, Seemann O, Schulze M, Teber D, Hatzinger M, Frede T. Laparoscopic versus open radical prostatectomy: um estudo comparativo numa única instituição. J Urol 2003; 169:1689-93.

Rao CL, Powell CR, Riffenburgh RH. 20-year outcome of patients with T1-3N0 cirurgically staged prostate cancer treated with external beam radiation therapy. *J Urol.* 2005; 166: 116-118.

Ray ME, Levy LB, Horwitz EM. O Nadir de PSA prevê insucessos bioquímicos e distantes após radioterapia de feixe externo para o cancro da próstata: Uma análise multi-institucional. Int J Radiat Oncol Biol Phys 2004; 60(Suppl 1): S234.

Rifkin M. Ultrasound of the Prostate, 2nd ed. Philadelphia, Lippincott-Raven, 1997, 3-14.

Rivard MJ, Butler WM, Devlin PM, Hayes JKJr, Hearn RA, Lief EP, Meigooni AS, Merrick GS, Williamson JF. A American Brachytherapy Society recomenda que não haja alterações nas prescrições de dose dos implantes permanentes da próstata que utilizam iodo-125 ou paládio-103. Brachytherapy 2007; 6:34-37.

Roach M 3rd, Hanks G, Thames H Jr, Schellhammer P, Shipley WU, Sokol GH, Sandier H. Defining biochemical failure following radiotherapy with or without hormonal therapy in men with clinically localized prostate cancer: recommendations of the RTOG-ASTRO Phoenix Consensus Conference. Int J Radiat Oncol Biol Phys 2006; 65:965-974.

Robinson JW, Moritz S, Fung T. Meta-analysis of rates of erectile function after treatment of localized prostate carcinoma. Int J Radiat Oncol Biol Phys 2002; 54:1063-8.

Rodriguez RR, Nag S, Mate TP. High dose rate brachytherapy for prostate cancer: assessment of current clinical practice and the recommendations of the American Brachytherapy Society. J Brachyther Int 2001; 17:265-282.

Roger S Kirby. Use of bisphosphonates in the management of osseous metastases, Treatment Methods for Early and Advanced Prostate Cancer, 2008, cap 43; 359-362.

Rosenberg JE, Weinberg VK, Kelly WK . Atividade da quimioterapia de segunda linha em doentes com cancro da próstata refratário a hormonas e refratário ao docetaxel: estudo aleatório de fase 2 de ixabepilona ou mitoxantrona e prednisona. Cancro 2007; 110: 556-63.

Rozet F, Galiano M, Cathelineau X, Barret E, Cathala N, Vallancien G. Prostatectomia radical laparoscópica extraperitoneal: uma avaliação prospetiva de 600 casos. J Urol 2005; 174: 908-11.

Russell K, Skrumeda L, Gisselberg M, Hadford E, Humphries D, Sandier H, Roach M, Kupelian P, Mate T. Biocompatibilidade de um implante permanente de transponder eletromagnético sem fios para localização exacta e seguimento contínuo de alvos tumorais. Int J Radiat Oncol Biol Phys 2003; 57:S396-7.

Saad F, Gleason DM, Murray R. Um ensaio aleatório, controlado por placebo, do ácido zoledrónico em doentes com carcinoma da próstata metastático refratário às hormonas. J National Cancer Inst 2002; 94: 1458-68.

Saito S, Iwaki H: Carcinoma da próstata produtor de mucina: revisão de 88 casos. *Urology* 1999 ; 54:141-144.

Salomon L, Levrel O, Anastasiadis AG, Saint F, de La TaiUe A, Cicco A, Vordos D, Hoznek A, Chopin D, Abbou CC. Resultados e complicações da prostatectomia radical em pacientes com PSA < 10 ng/ml: comparação entre a abordagem retropúbica, perineal e laparoscópica. Prostate Cancer Prostatic Dis 2002; 5:285-90.

Sannazzari GL, Ragona R, Ruo Redda MG. CT-MRI image fusion for delineation of volumes in three-dimensional conformal radiation therapy in the treatment of localized prostate cancer. Br J Radiol 2002;75:603-607.

Sartor O, Cooper M, Weinberger M, Headlee D, Thibault A, Tompkim A, Steinberg S, Figg WD, Linehan WM, Myers CE. Surprising activity of flutamide withdrawal , when combined with aminoglutethimide, in treatment of 'hormone-refractory' prostate cancer. J Nat] Cancer Inst 1994; 86:222-7.

Schallenkamp JM, Herman MG, Kruse JJ. Posição da próstata em relação à anatomia óssea pélvica com base em marcadores de ouro intraprostáticos e imagens de portal eletrónico. Int J Radiat Oncol Biol Phys 2005; 63:800-811.

Schellhammer PF, Sharifi R, Block NL, Sohway MS, Venner PM, Patterson AL, Sarosdy MF, Vogehang NJ, Schellenger JJ, Kolvenbag GJ. Clinical benefits of bicalutamide compared with flutamide in combined androgen blockade for patients with advanced prostatic carcinoma: final report of a double-blind, randomized, multicenter trial. Casodex Combination Study Group. Urology 1997; 50:330-336.

Scher HI, Sawyer CL. Biologia da progressão, cancro da próstata resistente à castração:

Terapias direcionadas para o eixo de sinalização do recetor de androgénio. J Clin Oncol. 2005;23:8253-8261

Schostak M, Matischak K, Mutter M, Schafer M, Schroder M, Christoph F, Miller K. New perioperativc management reduces bleeding in radical retropubic prostatectomy. BJU Int 2005; 96:3)6-319.

Schröder FH, Hugosson J, Roobol MJ, et al. Screening and prostatecancer mortality in a randomized European study (Rastreio e mortalidade por cancro da próstata num estudo europeu aleatório). *New England Journal of Medicine* 2009; 360(13):1320-1328

Senan S, De Ruysscher D, Giraud P. Recomendações baseadas na literatura para o planeamento e execução do tratamento em radioterapia de alta dose para o cancro do pulmão. *Radiat Oncol.* 2004; 71: 139-46.

Sharifi N, Gul/ey JL, Dahut WL. Androgen deprivation therapy for prostate cancer (Terapia de privação de androgénio para o cancro da próstata). JAMA 2005: 294: 238-244.

Shuch B, Mikhail M, Satagopan J. Racial disparity of epidermal growth fator recetor expression in prostate cancer (disparidade racial da expressão do recetor do fator de crescimento epidérmico no cancro da próstata). J Clin Oncol 2004; 22: 47254729.

Sieber PR, Keiller DL, Kahnoski RJ, Galh J, McFadden S. Bicalutamide 150 mg mantém a densidade mineral óssea durante a monoterapia para o cancro da próstata localizado ou localmente avançado. J Urol2004; 171:2272-6.

Small EJ, Carroll PR. Declínio do antigénio específico da próstata após a retirada do casodex: evidência de uma síndrome de retirada do antiandrogénio. Urology1994; 43:408-10.

Small W Jr e Woloschak GE. Radiation Toxicity: Um guia prático; Vol 128 Springer, 2006.

Smith MR, Finkelstein JS, McGovern FJ, Zietman AL, Fallon MA, Schoenfeld DA, Kantoff PW. Changes in body composition during androgen deprivation therapy for prostate cancer . J Clin Endocrinol Metab 2002; 87:599-603.

Smith JR, Freije D, Carpten JD, Gronberg H, Xu J, Isaacs SD, Brownstein MJ, Bova GS, Guo H, Bujnovszky P, Nusskern DR, Dawber JE, Bergh A, Emanuelsson M, Kallioniemi OP, Walker-Daniels J, Bailey-Wilson JE, Beaty TH, Meyers DA, Walsh PC, Collins FS, Trent JM, Isaacs WB. Local de suscetibilidade principal para o cancro da próstata no cromossoma 1 sugerido por uma pesquisa de todo o genoma. Science 1996; 274:1371-4.

Smith DC, Redman BG, Flaherty LE, Li L, Strawderman M, Pienta KJ. A phase II trial of oral diethylstilbesterol as a second-line hormonal agentin advanced prostate cancer. Urology 1998; 52: 257-60.

So A, Gleave M, Hurtado-Col A, et al. Mechanisms of the development of androgen independence in prostate cancer. World J Urol.2005;3:1-9

Sonpavde G, Hutson TE, Berry WR. Cancro da próstata refratário às hormonas: Management and advances, cancer treatment reviews 2006; 32:90100.

Stamey TA, Villers AA, McNeal JE, Link PC, Freiha FS. Margens cirúrgicas positivas na prostatectomia radical: importância da dissecção apical. J Urol 1990; 143:1166-73.

Steinberg GD, Carter BS, Beaty TH, Childs B, Walsh PC. Family history and the risk of prostate cancer . Pro state 1990; 17:337-47.

Stephenson AJ, Scardino PT, Eastham JA, Bianco FJ Jr, Dotan ZA, Fearn PA, Kattan MFK. Nomograma pré-operatório que prevê a probabilidade de recorrência do cancro da próstata em 10 anos após prostatectomia radical. J National Cancer Inst 2006; 98: 715-717.

Sternberg CN, Petrylak DP, Sartor O. Estudo multinacional, em dupla ocultação, de fase III de prednisona e satraplatina ou placebo em doentes com cancro da próstata refratário à castração que progride após quimioterapia prévia: o ensaio SPARC. J Clin Oncol 2009; 27: 5431-8.

Sternberg CN, Whelan P, Hetherington J. Phase III trial of satraplatin, an oral platinum plus prednisone vs. prednisone alone in patients with hormone-refractory prostate cancer. Oncologia 2 Steinberg GD, Carter BS, Beaty TH, Childs B, Walsh PC. Family history and the risk of prostate cancer (História familiar e risco de cancro da próstata). Pro state 1990; 17:337-47, 005;68:2-9.

Stock RG, Stone AW, Tabert A, Jannuzzi C, DeWyngaert JK. A doseresponse study for 1-125 prostate implants. Int J Radiat Oncol BiolPhys 1998; 41:101-8 .

Stone NN, Stock RG, Linger P. Dissecção laparoscópica de gânglios linfáticos para o cancro da próstata: comparação das técnicas alargada e modificada. J Urol 1997; 158: 1891-1894.

Stone NN, Stock RG. Prospective assessment of patient-reported longterm urinary morbidity and associated quality of life changes after 125I prostate brachytherapy. Brachytherapy 2003;2:32-39.

Strom SS, Gu Y, Zhang H, et al. Polimorfismos dos receptores de androgénios e risco de insucesso bioquímico em doentes submetidos a prostatectomia. *Prostate* 2004;60:343-351.

Tannock IF, de Wit R, Berry WR, Horti J, Pluzanska A, Chi KN, Oudard S, Theodore

C, James NO, Turesson I, Rosenthal MA, Eisenberger MA. Investigadores do TAX 327. Docetaxel mais prednisona ou mitoxantrona mais prednisona para o cancro da próstata avançado. NEJM 2004; 351:1502-1512.

Tannock IF, Osoba D, Stockier MR, Ernst DS, Neville AJ, Moore MJ, Annitage GR, Wilson JJ, Venner PM, Coppin CM, Murphy KC. Chemotherapy with mitoxantrone plus prednisone or prednisone alone for symptomatic hormone-resistant prostate cancer: a Canadian randomizedtrial with palliative end points . J ClinOncol 1996; 14:1756-64.

Relatório 62 **da Comissão Internacional de** Definições **de Unidades** e Medidas **de Radiação** (ICRU). (1999).

Thompson IM, Ankerst DP, Chi C, Goodman PJ, Tangen CM, Lucia MS, Feng Z, Parnes HL, Coltnan CA Jr. Assessing prostate cancer risk: results from the Prostate Cancer Prevention Trial.J Natl Cancer Inst 2006; 98:529-34.

Torri V, Floriani I. Cyproterone acetate in the therapy of prostate carcinoma. Arch Ital Urol Androl 2005; 77: 157-63.

Tu SM, Millikan RE, Mengistu B. Bone-targeted Therapy for advanced androgen-independent carcinoma of the prostate: a randomised phase II trial (Terapia orientada para o osso para carcinoma avançado da próstata independente de androgénio: um ensaio aleatório de fase II). Lancet 2001; 357(9253):336-41.

Centro de Avaliação e Investigação de Medicamentos da Administração de Alimentos e Medicamentos dos EUA. Resumo da Aprovação de Mitoxantrona para Avaliação e Pesquisa. (Acedido em 6 de maio de 2008, em www.accessdata. fda. gov/scripts/ cder/onctools/summary.cfm?ID=91).

Van Herk M. The role of multimodality imaging in radiotherapy . Radiother Oncol 56(Suppl. 1): resumo 53 (Apresentado na ESTRO 2000).

Verellen D, Ridder MD, Linthout N, Tournel K, Soete G, Storme G. Innovations in image-guided radiotherapy. Nat Rev Cancer 2007; 7: 949960.

Vincent S Khoo, David P Dearnaley. External beam radiotherapy for the treatment of prostate cancer, Treatment Methods for Early and Advanced Prostate Cancer-2008, chapter20, p159-170.

Vis AN, Schroder FH, van der Kwast TH. O valor real do estado da margem cirúrgica como preditor da progressão da doença em homens com cancro da próstata precoce. Eur Urol 2006; 50:258-65.

Wefer AE, Hricak H. Imagiologia e estadiamento do cancro da próstata. In; Kantoff PW, D'Amico AV, eds. Prostate cancer: principles and practice (Cancro da próstata: princípios e prática). Philadelphia: Lippincott Williams & Wilkins; 2002: 269-286.

White RJ, Durr FE. Desenvolvimento da mitoxantrona . Invest New Drugs 1985; 3: 85-93.

Willoughby TR, Kupelian PA, Pouliot J. Localização do alvo e seguimento em tempo real utilizando o sistema de localização Calypso 4D em doentes com cancro da próstata localizado. Int J Radiat Oncol Biol Phys 2006; 65:528-534, 2006.

W'infield HN, Hamilton BD, Bravo EL. Adrenalectomia laparoscópica: a escolha preferida? J Urol 1998; 160: 325-9.

Xylinas E, Ploussard G, DurandX, de la Taille A. Prostatectomia radical laparoscópica extraperitoneal assistida por robot: A review of the current literature. Urol Oncol. 2010 Sep 21.

Yagoda A, Watson RC, Natale RB. A critical analysis of response criteria in patients with prostatic cancer treated with cis-diamminedichloride platinum II. Cancer 1979; 44: 1553-62.

Yeoh E., Russo A., Botten R. Acute effects of therapeutic irradiation for prostatic carcinoma on anorectal function (Efeitos agudos da irradiação terapêutica para o carcinoma da próstata na função anorrectal). Gut 1998; 43: 123-127.

Yin Y., Ni J., Chen M. The Therapeutic and Preventive Effect of RRR- {alpha}-Vitamin E Succinate on Prostate Cancer via Induction of Insulin- Like Growth Fator Binding Protein-3. Clin. Cance Res 2007; 13 (7): 2271 -2280.

Young HH. O diagnóstico precoce e a cura radical do carcinoma da próstata. Estudo de 40 casos e apresentação de uma operação radical que foi efectuada em quatro casos. 1905. J Urol 2002; 167: 939-946.

Yu KK, Hricak H, Aiagappan R, Chernoff DM, Bacchetti P, Zaloudek CJ. Deteção da extensão extracapsular do carcinoma da próstata com imagiologia por RM endorrectal e com bobina de matriz faseada: análise multivariada de caraterísticas. Radiology 1997; 202: 697-702.

Zelefsky MJ, Chan H, Hunt M. Resultado a longo prazo da radioterapia com modulação de intensidade de dose elevada para doentes com cancro da próstata clinicamente localizado. J Urol 2006; 176: 1415-19.

Zelefsky MJ, Fuks Z, Hunt M, Lee HJ, Lombardi D, Ling CC, Renter VE, Venkatraman

ES, Leibel SA. High dose radiation delivered by intensity modulated conformal radiotherapy improves the outcome of localized prostate J Urol2001; 166:876-881.

Zelefsky MJ, Fuks Z, Leibel SA. Intensity modulated radiation therapy for prostate cancer, Sem Radiat Oncol 2002; 12:229-237.

Zelefsky MJ, Happersett L, Leibel SA, Bunnan CM, Schwartz L, Dicker AP, Kutcher GJ, Fuks Z. O efeito do posicionamento do tratamento na dose de tecido normal em doentes com cancro da próstata tratados com radioterapia conformacional tridimensional. Int J Radiat Oncol Biol Phys 1997; 37:13-19.

Zeneca. Prostae cancer risk factors. Disponível em www.prostateline.com, 2008. 11\5\2008,

Zhen W, Thompson RB, Enke CA. Radioterapia de intensidade modulada (IMRT): A perspetiva do oncologista de radiação. Medical Dosimetry 2002; 27:155-159.

Zhu S, Mizowaki T, Nagata Y. Comparação de três protocolos de planeamento de tratamento de radioterapia de radiação externa definitiva para cancro da próstata localizado. Int J Clin Oncol 2005 Dec; 10(6): 398-404.

Zietman AL, Chung CS, Coen JJ, Shipley WU. Resultado a 10 anos para homens com cancro da próstata localizado tratados com radioterapia externa: Resultados de um estudo de coorte. J Urol 2004; 171:210-214.

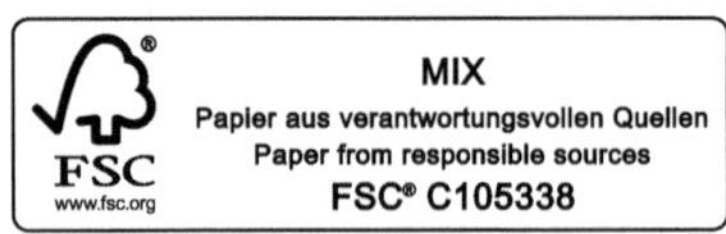

Printed by Books on Demand GmbH, Norderstedt / Germany